AF900528

Thieme

CTG-Praxis

Grundlagen und klinische Anwendung der Kardiotokografie

Stephan Schmidt, Ulrike Kopf-Löchel

90 Abbildungen

Georg Thieme Verlag
Stuttgart • New York

Impressum

Bibliografische Information
der Deutschen Nationalbibliothek

Die Deutsche Nationalbibliothek verzeichnet diese Publikation in der Deutschen Nationalbibliografie; detaillierte bibliografische Daten sind im Internet über http://dnb.d-nb.de abrufbar.

Rüdigerstraße 14
70469 Stuttgart
Deutschland
Telefon: +49/(0)711/8931-0
Unsere Homepage: www.thieme.de

Zeichnungen: Christiane und Dr. Michael von Solodkow, Neckargemünd; medionet Publishing Services Ltd., Berlin
Umschlaggestaltung: Thieme Verlagsgruppe
Umschlaggrafik: Martina Berge, Bad König
Satz: medionet Publishing Services Ltd., Berlin gesetzt aus 3B2
Druck: LEGO S.p.A, Vicenza

ISBN 978-3-13-169961-9 1 2 3 4 5 6

Auch erhältlich als E-Book:
eISBN (PDF) 978-3-13-169971-8
eISBN (epub) 978-3-13-1762016

Geleitwort

Das vorliegende Buch von Stephan Schmidt widmet sich dem Komplex der modernen Überwachung des Feten sub partu.

Historisch betrachtet kommt diesem Gebiet eine wichtige Bedeutung zu. Es handelt sich nämlich, wie die beiden britischen Pädiater Dobbs und Gairdner es seinerzeit festgestellt haben, um den Beginn einer neuen Medizin, der „Foetal Medicine". Hierbei stellte die Überwachung des Feten den ersten wichtigen Schritt dar. Mit der Einführung der Fetalblutanalyse zu Beginn der 60er Jahre wurde der Fet neben der Mutter zum richtigen neuen Patienten; vorher war über seinen Zustand kaum etwas feststellbar. Rund acht Jahre später folgte dann die Kardiotokografie als nächste wichtige Errungenschaft. Durch sie konnte eine sichere Überwachung des Feten gewährleistet werden.

Nach unseren eigenen, von Anbeginn gesammelten und mehrfach publizierten Erkenntnissen ist sie – nach wie vor – die Methode der Wahl für eine kontinuierliche und sichere Überwachung des Feten sub partu.

Ihre wichtigsten Vorteile sind, dass bei normalen CTG-Befunden die O_2-Versorgung des Feten mit großer Sicherheit gewährleistet ist. Ferner ist sie auch eine zuverlässige Selektionsmethode, da so gut wie jede intrauterine hypoxische Störung zu suspekten Herzschlagfrequenzmustern führt. Wichtig ist, dass sie auch einen frühen Hinweis auf hypoxische Gefahren bietet.

Ein entscheidender Nachteil der Kardiotokografie ist allerdings, dass bei suspekten oder „pathologischen" Herzschlagfrequenzmustern keine für klinische Belange ausreichende diagnostische Sicherheit besteht, ob eine Hypoxiegefahr tatsächlich existiert oder nicht, und welches Ausmaß diese gegebenenfalls hat. Will man eine einwandfreie Geburtsmedizin betreiben, kann man sich nicht allein auf die kardiotokografischen Befunde verlassen. Bei dem heutigen Stand des Wissens klinisch erfahrener Experten bietet sich deshalb in Fällen mit nicht normalen Herzschlagfrequenzmustern als beste Lösung an, die Kardiotokografie mit der Fetalblutanalyse kombiniert einzusetzen. Das entspricht auch etwa dem Tenor der entsprechenden aktuellen Leitlinie der Deutschen Gesellschaft für Gynäkologie und Geburtshilfe.

Das hier vorliegende Buch „CTG-Praxis" trägt zu einer klinisch kompetenten Nutzung der Kardiotokografie in der modernen Geburtsmedizin bei und stellt damit eine Bereicherung besonders für den praktischen Anwender dar.

Die im Buch an Hand der zu Grunde liegenden umfangreichen wissenschaftlichen Literatur ins Detail gehenden Einschätzungen der Kardiotokografie, aber auch der physiologischen und pathophysiologischen Umfelder sowie der zusätzlichen innovativen Methoden regen den klinischen Nutzer an, die neuzeitliche Überwachung des Feten sub partu entsprechend kritisch zu betrachten.

Der Inhalt des Buches mag auch dazu beitragen, Fehlentwicklungen im Bereich der Überwachung des Feten besser zu erkennen und zu vermeiden.

Die Kardiotokografie ist seit ihrer Einführung in die breite Routine Ende der 60er Jahre – zum Teil auch bis heute – von zahlreichen Geburtshelfern falsch eingeschätzt worden, oft auch durch unprofessionelles Stellen der Pauschaldiagnose „pathologisches CTG" – dies ohne die erforderliche Abklärung, ob konkrete Gefahr tatsächlich besteht oder nicht – missbraucht worden. Das hat die Methode in Misskredit gebracht und hat zu negativen Folgen für Mütter und Kinder (z.B. zu zahlreichen völlig überflüssigen Schnittentbindungen) geführt. Diese bedauerliche Entwicklung ist auch ein Indiz dafür, dass eine Reihe von Geburtshelfern – bedingt durch ihre Fortschrittsgläubigkeit – den Tücken des unbewältigten technischen Neubesitzes nicht gewachsen waren und auch noch nicht sind.

Die heute zunehmend genutzte Bewertung von CTG's durch Computerassistenz ist zwar sehr zu begrüßen, sie hilft die subjektive Fehleinschätzung von Befunden zu reduzieren; dabei muss man sich aber dennoch im Klaren sein – worauf wir von Anbeginn hingewiesen haben –, dass es kaum jemals möglich sein wird, biochemische Komplikationen wie sie die intrauterine Hypoxie darstellt, allein mit bio-physikalischen Methoden wie der Kardiotokografie ebenso genau und zuverlässig zu bewerten.

Auch die Vielzahl der Scores, mit deren Hilfe die Kardiotokografie klinisch besser nutzbar gemacht werden sollte, zeigt, wie frustrierend der Versuch war, mit biophysikalischem Ansatz im biochemischen Bereich ausreichend zuverlässig Diagnosen stellen zu wollen.

Dem vielschichtigen Buch „CTG-Praxis" ist eine breite Akzeptanz und eine erfolgreiche klinisch-praktische Nutzung zu wünschen.

Berlin, im Oktober 2013

Prof. Dr. med. Erich Saling
Gründungspräsident und Ehrenvorsitzender
der Deutschen Gesellschaft für Perinatale Medizin

Vorwort

Die Kardiotokographie wird als Überwachungsmethode des Feten während der Schwangerschaft und der meisten Geburten eingesetzt.

Sowohl die Überwachung von Risikoschwangerschaften als auch der Einsatz während der Geburt zeigen einen evidenzbasierten Nutzen im Sinne der Minderung der Morbidität und Mortalität der Kinder.

Der Nutzen einer kontinuierlichen Registrierung von fetaler Herzfrequenz und Wehentätigkeit ist im klinischen Alltag abhängig vom Ausbildungsstand der Hebammen und Ärzte in Bezug auf die Analyse und Wertung der Kardiotokogramme.

Ziel dieses Taschenkurzlehrbuchs ist es, eine Basis der CTG-Ausbildung darzustellen, um den Nutzen der Kardiotokografie in der Schwangerenvorsorge, sowie während der Geburt zu optimieren.

Dieses Lehrbuch basiert auf den im Georg Thieme Verlag in der Vergangenheit erschienenen Standardlehrbüchern zur Kardiotokografie, herausgegeben von Wolfgang Fischer.

Das später von Klaus Goeschen im Georg Thieme Verlag veröffentlichte Kurzlehrbuch zur Kardiotokografie hat weite Verbreitung gefunden. Es stammt aus dem Institut von Professor Erich Saling und vermittelt das Wissen seiner Klinik, insbesondere auch die Interpretation der fetalen Herzfrequenzmuster auf Basis der Physiologie und Pathophysiologie des Feten durch Evaluation des Fetalbluts mit der Saling-Technik.

Seit der sechsten Auflage sind nunmehr nicht nur viele Jahre vergangen, vielmehr fällt in diesen Zeitraum die Standardisierung der kardiotokografischen Praxis durch eine von K.T.M. Schneider federführend erarbeitete Leitlinie zur „Anwendung der Kardiotokografie während Schwangerschaft und Geburt". Die Festlegungen dieser modifizierten FIGO-Leitlinie sollen durch dieses Lehrbuch weitere Verbreitung finden.

Meine Kenntnisse als Mitautor der Leitlinie, in der betont wird, dass für die kardiotokografische Interpretation das Verständnis der Physiologie und Pathophysiologie eine wesentliche Voraussetzung darstellt, sind in dieses neue Taschenlehrbuch zur Kardiotokografie eingeflossen.

Um pathophysiologische Aspekte in dieses Kurzlehrbuch einzuarbeiten, konnte ich auf meine Erfahrungen als wissenschaftlicher Mitarbeiter am Institut für Perinatale Medizin bei Professor Erich Saling, als „Fellow" im Institut von Professor Abraham Rudolph in den USA sowie die Publikationen der perinatologischen Arbeitsgruppen von Renate und Albert Huch, Wolfgang Künzel und Heiner Wulf im deutschsprachigen Raum zurückgreifen.

Meine Intention und Hoffnung als Autor der CTG-Praxis ist, dass dieses praxisbezogene, auf wissenschaftlichen Erkenntnissen zu Physiologie und Pathophysiologie beruhende Lehrbuch hilft, die Interpretation und Anwendung der Kardiotokografie zu optimieren.

Die Überwachung von Schwangerschaft und Geburt ist eine gemeinsame Aufgabe von Hebammen und Ärzten. Deshalb richtet sich dieses Lehrbuch nicht nur an Ärzte, sondern auch an Hebammen.

Die Perspektive der Hebammen wurde bewusst in dieses Lehrbuch aufgenommen in Form von Kommentaren der Leitenden Hebamme des Marburger Kreißsaals.

Gemeinsam wünschen wir beim Studium dieses Buches, das ein steter Begleiter im Alltag sein soll, einen Erkenntnisgewinn zum Nutzen der uns anvertrauten Schwangeren und Gebärenden.

Prof. Dr. Stephan Schmidt
Direktor der Klinik für Geburtshilfe
und Perinatalmedizin
Marburg 2013

Ltd. Hebamme Ulrike Kopf-Löchel

Abkürzungen

AA	Arachidonsäure
ACOG	American College of Obstetricians and Gynecologists
AFI	Fruchtwasserindex
AIS	Amnioninfektionssyndrom
AWMF	Arbeitsgemeinschaft der Wissenschaftlichen Medizinischen Fachgesellschaften
CTG	Kardiotikogramm
DAG	Diacylglycerol
ECG	fetales Elektrokardiogramm
E-E-Zeit	Entschlus-Entwicklungs-Zeit = Zeitspanne vom Entschluss zum Notfallkaiserschnitt bis zur Geburt des Kindes
EKG	Elektrokardiogramm
EL	Evidenz-Level
ET	Entbindungstermin
FBA	Fetalblutanalyse
FHF	fetale Herzfrequenz
FIGO	International Federation of Gynecology and Obstetrics
HEPE	Hessische Perinatalerhebung
HZV	Herzzeitvolumen
IUFT	intrauteriner Fruchttod
K-CTG	Kinetokardiotokogramm
KZD	Kopf-Zervix-Druck
LA	linker Vorhof
LV	linke Kammer
MBU	Mikroblutuntersuchung
ME	Montevideo-Einheit
OBT	Oxytocin-Belastungstest
pCO_2	Kohlendioxidpartialdruck
$ptcCO_2$	transkutaner Kohlendioxidpartialdruck
PDA	Periduralanästhesie
pO2	Sauerstoffpartialdruck
$ptcO_2$	transkutaner Sauerstoffpartialdruck
PROM	vorzeitiger Blasensprung am Termin
SpM	Schläge pro Minute
NIRS	Nah-Infrarot-Spektroskopie
RA	rechter Vorhof
RCOG UK	Royal College of Obstetricians and Gynecologists, United Kingdom
RV	rechte Kammer

SaO_2	arterielle Sauerstoffsättigung
SpO_2	Sauerstoffsättigung
SSW	Schwangerschaftswoche
STAN	ST-Strecken-Analyse
STV	Short Time Variation, Kurzzeitvariation
TORCH	**T**oxoplasmose, **o**ther infectious microorganisms, **R**ubella, **C**ytomegalie, **H**erpes-simplex-Virus
UA	Arteria umbilicalis
UV	Vena umbilicalis
VO_2	Sauerstoffverbrauch
ZNS	Zentralnervensystem

Anschriften

Prof. Dr. med. Schmidt, Stephan
Klinikum der Philipps-Universität Marburg
Klinik für Geburtshilfe und Perinatalmedizin
Baldingerstr.
35043 Marburg

Kopf-Löchel, Ulrike
Klinikum der Philipps-Universität Marburg
Klinik für Geburtshilfe und Perinatalmedizin
Baldingerstr.
35043 Marburg

1 Fetale Überwachung

Kardiotokografie – CTG – ist die kontinuierliche Aufzeichnung der fetalen Herzfrequenz und der Wehentätigkeit (▶ Abb. 1.1).

1.1 Technik

Die fetale Herzfrequenz wird mit der Dopplertechnik abgeleitet und in Schlägen pro Minute (SpM) gemessen. Die Aufzeichnung ist über eine Autokorrelation der-Schlag-zu-Schlag-Registrierung angenähert. Die Wehentätigkeit der Mutter wird durch externe Tokografie über einen Druckaufnehmer registriert [1], [5], [32], [94], [105], [110], [125].

Mittels Kardiotokografie lassen sich potenzielle Gefahrensituationen des Fetus frühzeitig identifizieren. Durch rechtzeitige Beseitigung der Gefahr kann die Reaktionskaskade bis zum fetalen Schocksyndrom unterbrochen und die

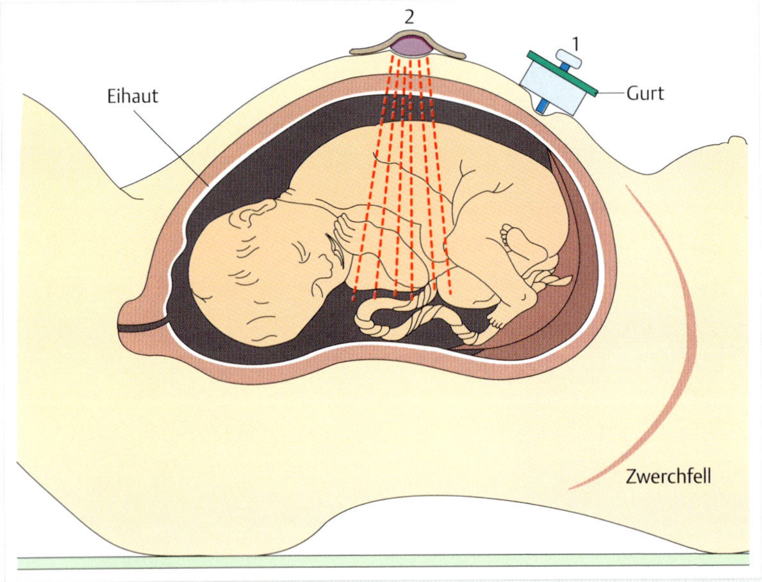

Abb. 1.1 Schema der Ableitung eines Kardiotokogramms (CTG). Durch externe Ableitung der fetalen Herzfrequenz (2) mit dem Doppler-Ultraschall-Verfahren und der Wehenregistrierung (1) durch externe Tokografie, ist ein noninvasives Vorgehen möglich (Quelle: [108]).

Geburt von Kindern mit Asphyxie vermieden werden (▸ Abb. 1.1, ▸ Abb. 1.2, ▸ Abb. 1.3) [1], [9], [31], [91].

1.2 Befunde

Ein **guter Zustand des Feten** wird im CTG angezeigt durch eine normale Basalfrequenz des kindlichen Herzens mit einer Variabilität und Kurzzeitschwankungen im Rahmen der hämodynamischen Regulationen. Ein reaktives CTG zeigt Akzelerationen nach Kindsbewegungen. (▸ Abb. 1.2)

Bei **Störungen der fetalen Versorgung** entsteht ein auffälliges Herzfrequenzmuster: Es kommt zum Abfall oder Anstieg der Basalfrequenz, kompensatorischen Frequenzveränderungen und eingeschränkter Variabilität (▸ Abb. 1.3).

Ein Kind mit **„Asphyxie"** wird aufgrund eines fetalen Schocks ohne klinisch nachweisbaren Puls geboren [23], [54], [118], [127], [133]. Dieser Zustand des Neugeborenen ist selten (< 1 % der Geburten) und tritt als Ergebnis einer progredienten intrauterinen Versorgungsstörung auf [23], [87], [104], [109], [120], [122], [130].

Im Zentrum der kardiotokografischen Überwachung steht die Vermeidung des **„Fetal Distress"** [1], [13], [56], [72]. Dabei kommt es zu einer Minderung des Sauerstoffpartialdrucks im Gewebe (fetale Hypoxie) und im arteriellen Blut des Kindes (Hypoxämie), verbunden mit einem Anstieg des Kohlendioxidpartialdrucks (Hyperkapnie). Zudem steigt Laktat in Blut und Gewebe an. Die Pufferkapazität des Blutes kann aufgebraucht werden; man spricht von einem ne-

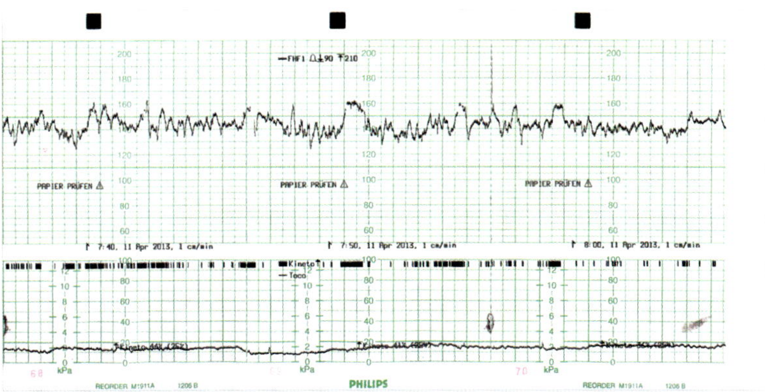

Abb. 1.2 Normalbefund eines Kardiotokogramms. Bei regelrechter Basalfrequenz und undulatorischer Oszillation ist das CTG bei den im Kinetogramm dargestellten Kindsbewegungen reaktiv – es zeigt Akzelerationen der Herzfrequenz.

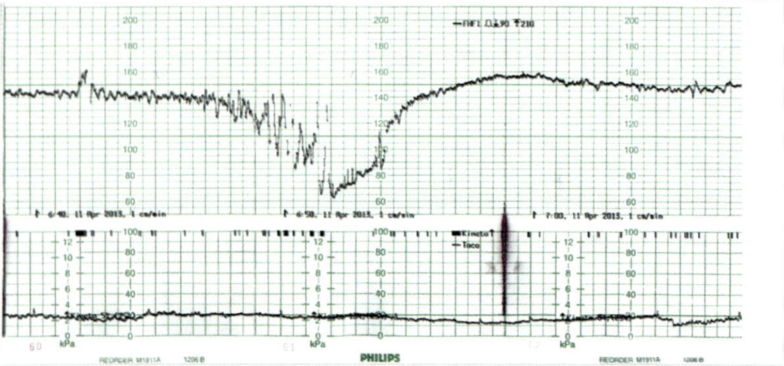

Abb. 1.3 Kardiotokogramm bei Störung der fetalen Versorgung. Abfall der Basalfrequenz, Bradykardie, Änderungen der Oszillation, suspektes saltatorisches und pathologisches silentes Muster. Nach der Störung tritt eine kompensatorische Frequenzbeschleunigung auf. Beachte die reduzierte Dauer der Kindsbewegungen im Kinetogramm.

gativen Base-Exzess. Schließlich ist die intrazelluläre Oxygenierung gestört, der Redoxstatus ist reduziert und das oxygenierte Zytochrom aa3 fällt ab bis es zum Zelltod (Apoptose) kommt (▶ Abb. 1.4) [43].

1.3 Ziele

Das **Ziel der kardiotokografischen Überwachung** ist, während der Geburt potenziell gefährdete Feten in einer frühen Phase der Versorgungsstörung zu identifizieren. Wird in einem solchen Fall rechtzeitig gehandelt und gegebenenfalls eine operative Entbindung durchgeführt, kann erwartet werden, dass das Kind nicht beeinträchtigt wird (▶ Abb. 1.5) [46], [126], [142].

Die Hypoxietoleranz des Fetus ist im Vergleich zum geborenen Kind hoch: Relativ lang anhaltende, insbesondere partielle Störungen können ohne zellulären Schaden toleriert werden. Der Fetus besitzt die Fähigkeit, sich der intrauterinen Versorgungsstörung durch eine hämodynamische Reaktion, die **Sauerstoffsparschaltung** anzupassen (▶ Abb. 1.6) [115].

Bei ausgeprägter Laktatanreicherung mit Werten über 20 mmol/l ist jedoch mit einer bleibenden Hirnschädigung zu rechnen. Folgen können sein [23], [87]:

- Organversagen
- Enzephalopathie
- Zerebralparese
- perinataler Tod des Fetus durch Hypoxie

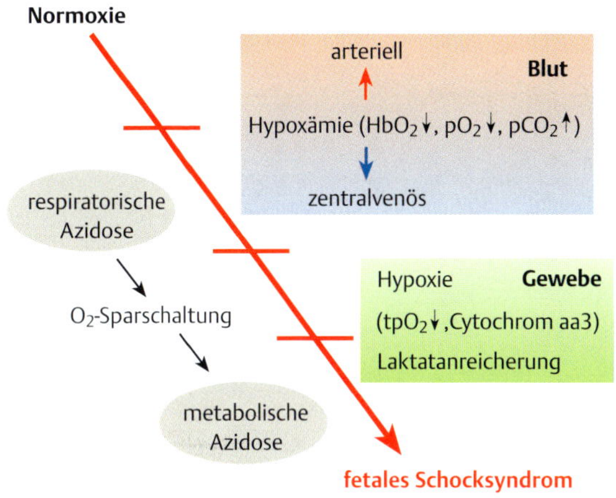

Abb. 1.4 Kaskade der pathophysiologischen Veränderungen des Kindes bei intrauterinen Störungen. Neben den im Blut messbaren Parametern sind die Störungen der zellulären Oxygenierung zu beachten. Bei reduziertem plazentarem Gastransfer bildet sich im fetalen Blut charakteristischerweise eine respiratorische Azidose aus. Aufgrund der beim Fetus physiologisch fehlenden O_2-Speicher fällt der Sauerstoffpartialdruck im Blut kurzfristig ab. Sodann entsteht durch anaerobe Glykolyse eine Anreicherung von sauren Valenzen in Blut und Gewebe (Quelle: [108]).

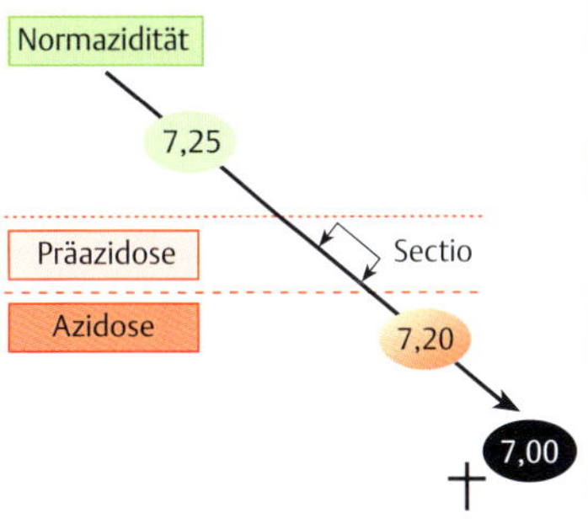

Abb. 1.5 Sachgerechter Zeitpunkt der Intervention bei progredienter Störung der fetalen Versorgung. Wird eine progredienten Störung identifiziert, die durch konservative Maßnahmen nicht zu therapieren ist, soll die operative Intervention durchgeführt werden, bevor eine klinisch relevante Störung auftritt (Quelle: [108]).

Im Falle einer pathologischen CTG-Veränderung, die auf eine progrediente Störung des Feten hinweist, ist deshalb die sachgerechte Durchführung einer **geburtshilflichen Notfalloperation** indiziert. Eine Sectio caesarea abdominalis soll möglichst aus dem präazidotischen Bereich (pH 7,20–7,24) heraus durchgeführt werden. Gelingt dies, ist damit zu rechnen, dass das Kind in noch opti-

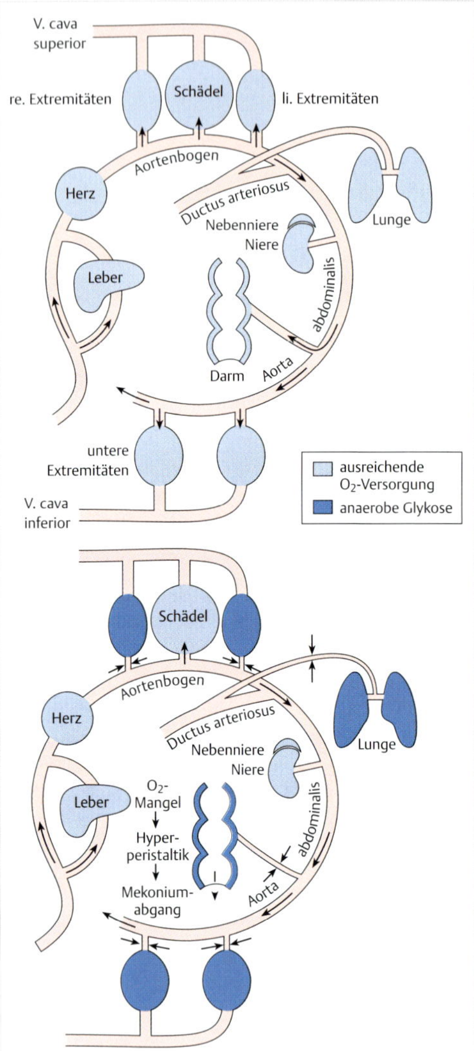

Abb. 1.6 Sauerstoffsparschaltung nach Saling. Bei einer Störung der fetalen Versorgung werden durch Umstellung der Hämodynamik die für den Feten wichtigen Organe (Herz, Gehirn, Nebenniere) bevorzugt durchblutet [115] (Quelle: [108]).

malem klinischem Zustand (optimaler Apgar-Score) bzw. allenfalls mit leichter Azidose zur Geburt kommt.

Merke

M!

Beim Feten zeigen sich im ersten Stadium bei **reduziertem plazentaren Gastransfer** und Sauerstoffangebot eine respiratorische Azidose sowie eine Zentralisation des Kreislaufs, eine Reduktion des Stoffwechsels und der fetalen Bewegung.

Beim Übergang in die metabolische Azidose treten **zelluläre Funktionsstörungen** auf. Nach derzeitigem Wissensstand wird in den Nervenzellen eine Kaskade von phasenhaften Prozessen initiiert, die in einem Intervall von Tagen zum definitiven Schaden führt.

Im Endstadium findet sich eine **Dysregulation** des ZNS und des kardialen Systems (Myokarddepression). Es stellen sich der Zelltod (Apoptose) sowie ein Multiorganversagen ein.

Der frühe durch eine Hypoxie bedingte, neonatale Todesfall ist heute ein seltenes perinatologisches Ereignis.

2 Kardiotokografie

2.1 Evidenzbasierte Nutzung

Die Kardiotokografie, die die kontinuierliche Aufzeichnung der Wehentätigkeit mit der der Herzfrequenz kombiniert, wurde zunächst unkritisch sowohl in die Überwachung der Non-Risiko-Schwangerschaft als auch bei der Geburt eingeführt. Erst sekundär wurde in prospektiv randomisierten Studien im Sinne einer evidenzbasierten Evaluation der potenzielle Nutzen der Kardiotokografie wissenschaftlich charakterisiert [9], [135]. Die Bedeutung der verschiedenen Evidenzgrade zeigt ▶ Tab. 2.1. Im folgenden Text ist das Evidenzniveau der beschriebenen Überwachungsmaßnahmen gekennzeichnet.

Tab. 2.1 Definition der verschiedenen Evidenzgrade.

Evidenz-Level (EL)	"Evidenz"
Ia	systematischer Review einer Metaanalyse randomisierter kontrollierter Studien
Ib	mindestens eine randomisierte kontrollierte Studie
IIa	mindestens eine kontrollierte Studie mit gutem Design ohne Randomisierung
IIb	mindestens eine anderweitige Quasi-Experimentalstudie mit gutem Design
III	nicht experimentelle, beschreibende Studien mit gutem Design, wie vergleichende, korrelierende und Fallstudien
IV	Expertenkomitee, Berichte oder Meinungen bzw. klinische Erfahrung respektierter Persönlichkeiten

Eine wesentliche Erkenntnis der evidenzbasierten Evaluation ist, dass der unkritische CTG-Einsatz Gefahren in sich birgt. Die Untersuchungsmethode erreicht trotz ihrer hohen Sensitivität nur eine geringe Spezifität, was zu einer Zunahme unberechtigter medizinischer Eingriffe und der hiermit verbundenen iatrogenen Frühgeburtlichkeit führte. Zudem stieg die Sectio-Rate an [137].

Zudem konnte die erwartete Reduktion der **antepartualen Mortalität** durch regelmäßige CTG-Kontrollen in Normal- und Risikoschwangerschaften aus evidenzbasierter Sicht nicht verifiziert werden. Erst die Verwendung von **Zusatzmethoden** wie der **Doppler-Sonografie** brachte einen **Nutzen** im Risikokollektiv [4].

Evidenzbasierte Erkenntnisse:

- subpartualer Einsatz des CTG
  - Neuere Metaanalysen belegen die Reduktion der subpartualen und frühen neonatalen Mortalität sowie den Rückgang von Neugeborenenkrämpfen durch subpartuale CTG-Aufzeichnung (**EL Ia**). Dies steht im Gegensatz zu früheren Analysen, in denen kein Nutzen des subpartualen CTG gegenüber der Geburtsüberwachung mittels intermittierender Auskultation gefunden wurde [26], [33], [34], [137].
- Einsatz des FIGO –Score zur semiquantitativen Beurteilung des CTG
  - Die Verwendung von international empfohlen Auswertungs- und Score-Systemen verbessert den klinischen Routineeinsatz [9] (**EL IIb**).
- Ausbildung in der CTG-Auswertung
  - Von zentraler Bedeutung für den korrekten Einsatz der Kardiotokografie ist der Ausbildungsstand der Hebammen und Ärzte, die die CTG interpretieren. Evidenzstudien belegen den Nutzen der Aktivitäten zur Ausbildung in der CTG Auswertung [18], [131], [132], [133] (**EL Ib**).
    Somit stellen Lehrbücher, die eine Wissensvermittlung bezüglich der Interpretation des kardiotokografischen Ergebnisses zum Ziel haben, eine Verbesserung in Aussicht [102].

Merke M!

Der Nutzen gezielter antepartualer CTG-Untersuchungen mit additiver Doppler-Sonografie im Risikokollektiv ist evidenzbasiert (**EL Ia**).

2.2 Indikation

Während der Betreuung von Schwangerschaft und Geburt ist nun im Hinblick auf den evidenzbasierten Nutzen der CTG-Untersuchung die entscheidende Frage, wer wann eine CTG-Überwachung erhalten soll.

Schwangerschaft und Geburt sind für Mutter und Kind sowie die Partner und Familien mit einem **Sicherheitsbedürfnis** assoziiert. Schon in früheren Jahrhunderten waren sich die Menschen darüber bewusst, dass Schwangerschaft, Geburt und die Zeit unmittelbar danach für die schwangeren Frauen und ihre Kinder mit besonderen **Gefahren** und **Risiken** verbunden sind. Es ist jedoch festzustellen, dass die sozioökonomischen Entwicklungen, die Verbesserung der Schwangerenvorsorge sowie die Maßnahmen zur Organisation und Überwachung der Geburt und der Neugeborenenversorgung zu einem Absinken der mütterlichen und kindlichen **Morbidität** und **Mortalität** führte [41], [42], [60], [90], [91], [114], [117], [126], [131].

Hierbei spielt neben der differenzierten Erfassung der **Schwangerschaftsrisiken** im Rahmen der Schwangerenvorsorge – durch Anamneseerhebung auch eine Ausweitung der Möglichkeiten des Ersttrimester-Screenings zur Früherfassung und Befundung von schwangerschaftsbedingten Risiken (etwa der Früherfassung von Präeklampsie oder Stoffwechselstörungen wie dem Gestationsdiabetes) eine große Rolle. Maßnahmen im Sinne der sekundären Prävention sind von entscheidender Bedeutung für den weiteren Verlauf der Schwangerschaft [70].

In dieser Situation kann das CTG zielgerecht zum Nutzen der Schwangerschaft eingesetzt werden, indem die von der Leitlinien-Kommission definierte Liste der Indikationen zur antepartualen Kardiotokografie beachtet wird [9]. Es sei auf die additive Nutzung der Doppler-Sonografie hingewiesen [4].

Die **Indikation für eine antepartuale CTG-Registrierung** besteht bei [9]:

- Anämie der Mutter (Hämoglobin < 10 g/dl oder ≤ 6 mmol/l)
- Arrhythmien des Feten (speziell Tachyarrhythmien) im Ultraschall
- Blutungen während der Spätschwangerschaft
- Blutgruppeninkompatibilität
- Bluthochdruck (≥ 140/90 mmHg)
- Diabetes mellitus
- Doppler-Befund suspekt oder pathologisch (z. B. PI in A. umbilicalis > 90. Perzentile; PI = Pulsatility Index),
- Drogenabusus (z. B. Nikotinabusus)
- Hydramnion (AFI > 25 cm),
- Infektionen viral (z. B. TORCH inklusive Parvovirus B19) und bakteriell (Amnioninfektionssyndrom = AIS)
- Kindsbewegungen vermindert
- Kreislaufinstabilität maternal
- Mehrlingsschwangerschaft
- Oligohydramnion („Single-Pocket" < 2 cm)
- Terminüberschreitung > 7 Tage
- Thrombophilien und Kollagenosen
- Unfall mit abdominalem Trauma oder schwerer mütterlicher Verletzung
- vorzeitigen Wehen (Tokolyse) / drohende Frühgeburt
- Wachstumsrestriktion < 10. Perzentile

> **Merke**
>
> Der Nutzen der kardiotokografischen Überwachung zur Verbesserung der fetalen Sicherheit in der Schwangerschaft wird durch eine Risikoadaption entscheidend verbessert. Dies wurde in evidenzbasierten Studien belegt [18].

2.2.1 Kardiotokografie während der Geburt

Im Rahmen der Geburt kumuliert aufgrund der potenziellen Pathophysiologie das kindliche Risiko einen **subpartualen Schaden durch Hypoxie** zu erleiden [133].

> **Beachte**
>
> Kinder sollen während der Geburt sämtlich durch CTG überwacht werden.

In der **Non-Risiko-Situation** kann in der frühen Eröffnungsperiode intermittierend mit CTG überwacht werden [58], [61], [76], [117]. Die späte Eröffnungs- und die Austreibungsperiode sollen kontinuierlich überwacht werden.

Die **Ursachen** für eine **Hypoxie** während des gesamten Geburtsablaufs sind vielfältig:

- Störungen der uterinen Durchblutung (z. B. V.-cava-Kompressionssyndrom)
- Störung des plazentaren Gasaustauschs (z. B. Plazentalösung)
- postplazentare Transportstörung (z. B. Nabelschnurknoten)
- subpartuale Störung der uterinen Perfusion durch Wehentätigkeit (z. B. hyper- oder hypotone Wehentätigkeit, Polysystolie, iatrogen durch überdosierte Oxytocininfusion)
- Störung der Diffusions- und Austauschstrecke (z. B. Präeklampsie bei Plazentainsuffizienz, Reifungsstörungen oder thrombotische Ablagerungen)
- Störung der Nabelschnurperfusion (unmittelbare fetale Hypoxie)
- mütterliche Hypoxämie (z. B. pulmonale oder kardiale Erkrankung der Mutter [14], [23], [61], [73])

> **Merke**
>
> In evidenzbasierten prospektiven Studien wurde belegt, dass durch intensives, kontinuierliches fetales Monitoring die subpartuale Morbidität und Mortalität verbessert werden kann [102], [137] **(EL Ia)**.

2.2.2 Fetalblutanalyse

Neben der kontinuierlichen Kardiotokografie mit den Hinweiszeichen dieses Screening-Verfahrens wird subpartual bei pathologischen CTG-Befunden die Fetalblutanalyse (FBA) empfohlen (**EL Ib**). Besteht der Verdacht auf eine intrauterine Hypoxie, wird diese durch die Fetalblutanalyse verifiziert oder ausgeschlossen [63], [65], [126], [139].

Durch die FBA als zusätzliches diagnostisches Mittel zur Abklärung von auffälligen Herzfrequenzmustern wird die Anzahl der unnötigen operativen Eingriffe minimiert. Darüber hinaus kann eine langsam zunehmende Störung frühzeitig erkannt und in der Folge der Zustand des Neugeborenen optimiert werden.

Hinsichtlich des **pH-Werts** wurde von Saling folgende Einteilung vorgenommen [115]:

- Normazidität: pH > 7,30
- Aziditätssteigerung: pH < 7,30
- Präazidose: pH < 7,25
- Azidose: pH < 7,20

Ziel der Diagnostik im Rahmen der intrauterinen Überwachung ist es, die Entwicklung einer Azidose frühzeitig zu erkennen. So können noch vor der Ausbildung einer Azidose Maßnahmen zur Steigerung der Sauerstoffversorgung eingeleitet werden. Ist dies nicht mehr möglich, muss die operative Entbindung vorgenommen werden.

M!

Merke

Der Nutzen der FBA ist evidenzbasiert (**EL Ib**).

2.3 Konsequenzen aus CTG-Befunden

Sind Zeichen für eine intrauterine Unterversorgung in CTG und FBA zu erkennen, ist zu entscheiden, ob konservative Maßnahmen zur Wiederherstellung einer ausreichenden Versorgung des Feten genügen. Im anderen Fall bleibt die operative Entbindung.

2.3.1 Konservative Behandlung

Die Sauerstoffversorgung des Feten kann auf zwei Wegen verbessert werden: über direkt auf den Fetus wirkende Maßnahmen und über das mütterliche Sauerstoffangebot verbessernde Maßnahmen.

Die **Seitenlagerung** und die **intrauterine Reanimation** verbessern direkt die Sauerstoffversorgung des Feten. Unter intrauteriner Reanimation versteht man die i. v.-Applikation von **Tokolytika**.

Das mütterliche Sauerstoffangebot kann durch eine **optimierte mütterliche Atmung** vergrößert werden. Als Reaktion auf die Schmerzen kommt es bei der Mutter während der Wehe zur Hyperventilation mit konsekutiver **Hypoventilation in der Wehenpause**. Fällt der mütterliche pCO2 durch die Hyperventilation auf Werte < 20 mmHg ab, kann dieser niedrige Kohlendioxidpartialdruck eine Störung der uterinen Perfusion durch Gefäßkontraktion verursachen. Durch eine **Schmerzlinderung**, z. B. mit Periduralanästhesie, kann eine Normalisierung erwartet werden.

> **Merke** M!
>
> Bei der Wiederherstellung einer ausreichenden **Sauerstoffversorgung** des Feten gilt folgende Triage:
> **Seitenlagerung – Tokolyse – Schmerztherapie**
> Hinzu kommen gegebenenfalls noch das Abstellung der Oxytocininfusion und eine FBA.

2.3.2 Operative Behandlung

Es empfiehlt sich, parallel zur **intrauterinen Reanimation** die Umlagerung der Patientin zu beginnen und die Entbindung vorzubereiten:

- **vaginal operativ** unter der **Voraussetzung**, dass der Muttermund vollständig ist und der vorangehende Kindsteil (VT) sich in der tiefen Beckenmitte befindet
- per Sectio caesarea abdominalis (Sectio-Alarm auslösen)

Da in den meisten Fällen die intrauterine Versorgungsstörung und Hypoxie durch eine Perfusionsstörung bei Wehentätigkeit hervorgerufen wird, empfiehlt sich unmittelbar die **Notfalltokolyse** zur **intrauterinen Reanimation** des Fetus. Hierbei werden 25 µg Fenoterol i. v. als Bolus appliziert. Dies führt durch Hemmung der Wehentätigkeit zu einer Verbesserung der kindlichen Situation, die sich kardiotokografisch in der **Normalisierung der Herzfrequenzmuster** und Verbesserung der Blutgaswerte in der Fetalblutanalyse zeigt.

Merke

M!

Maßnahmen zur Verbesserung der fetalen Sauerstoffversorgung:

- Oxytocin-Infusion stoppen
- Seitenlagerung
- Tokolytika
- Schmerzreduktion
- Sectio-Alarm
- operative Maßnahmen: vaginale Entbindung bzw. Sectio caesarea

2.3.3 Internationale Empfehlungen

Zu den akuten Maßnahmen bei Verdacht auf Störung der fetalen Versorgung gibt es auch internationale Empfehlungen. Beachte ihre Diversität.

▶ **Clinical Management Guidelines ACOG, USA.** Die Empfehlungen zur Interpretation des subpartualen CTG und zum klinischen Management wurden von American College of Obstetricians and Gynecologists (ACOG) in einen Practice Bulletin niedergelegt. Die Interpretation sowie die erforderliche klinische Reaktion wurden in den Kategorien I, II und III festgelegt:

- I = normal
- II = suspekt – konservative Maßnahmen
- III = pathologisch – operative Maßnahmen

In den USA ist der CTG-Überwachung als regelhaft akzeptiert. Die zusätzliche Durchführung einer FBA wird aber nicht als essenziell angesehen. Der grundsätzliche Nutzen der FBA wird nicht in Frage gestellt, die eingeschränkte Praktikabilität wird jedoch betont. Der Stimulationstest beim suspekten CTG sub partu wird empfohlen [1].

▶ **Guideline Royal College RCOG UK.** Das englische Royal College of Obstetricians and Gynecologists (RCOG) fordert die Überwachung mit kontinuierlichem CTG im Risikokollektiv. Im Falle eines auffälligen CTG wird die Möglichkeit der Abklärung durch die Fetalblutanalyse zur Vermeidung unnötiger operativer Eingriffe als essenziell empfohlen [5], [23], [26].

▶ **Frankreich.** In Frankreich gehören sowohl die Anwendung des CTG als auch die Fetalblutanalyse nach Saling zum Standard [16], [20].

3 Fetale Physiologie

Das **Herz-Kreislaufsystem** und der **Gasstoffwechsel des Feten** zeigen charakteristische Unterschiede zum Neugeborenen und Erwachsenen. Während der basale fetale **Sauerstoffverbrauch** aufgrund der Besonderheiten des intrazellulären Energiestoffwechsels **niedrig** ist, weist der Fetus eine **hohe Herzleistung** (HZV) auf (additiver extrakorporaler Plazentarkreislauf).

Der Nabelschnurkreislauf, die plazentare Atmung, Ernährung und Ausscheidung weisen physiologische und anatomische Besonderheiten auf [25], [113].

Die fetalen Gewebe werden ausreichend mit Sauerstoff versorgt, obwohl der pO_2 im Blut nur ein Drittel des Erwachsenenwerts beträgt. Während des intrauterinen Lebens leidet der heranwachsende Fetus somit gewöhnlich nicht an einem Sauerstoffmangel.

Das **hohe Herzzeitvolumen**, die **höhere Hämoglobinkonzentration** und die für das fetale Blut nach **links verlagerte Sauerstoffbindungskurve** sind adaptive Mechanismen des Feten. Sie ermöglichen es ihm, den notwendigen Energiebedarf ohne anaerobe Glykolyse zu decken, obwohl sein Sauerstoffpartialdruck (pO_2) niedriger ist [74], [79], [115].

Die Menge des im arteriellen Blut transportierten Sauerstoffs pro Minute und Gewicht (**Sauerstofftransportkapazität**) ist in Relation zum Sauerstoffverbrauch (VO_2) beim Feten günstiger als beim Erwachsenen. Diese Homöostase ist durch die Position des Feten im maternalen Organismus jedoch besonders störanfällig [74].

Die Wege des fetalen Kreislaufs bilden die Basis des Verständnisses der Physiologie und Pathophysiologie – sie wurden in Tierexperimenten untersucht, insbesondere im chronischen Schafsexperiment. Die fetale Kreislaufanatomie und Kreislaufphysiologie wurde v. a. von der Arbeitsgruppe um Rudolph beschrieben [113].

Das fetale Herz weist im Vergleich zum Erwachsenen ein hohes Herzzeitvolumen mit einer erheblichen Variabilität auf, um die **Perfusion des fetalen Körpers** und des **extrakorporalen Kreislaufs** zu gewährleisten. Letzterer sorgt über ein ateriovenöses extrakorporales System für den Gasstoffwechsel, den Nährstoffwechsel und die Ausscheidung (▸ Abb. 3.1).

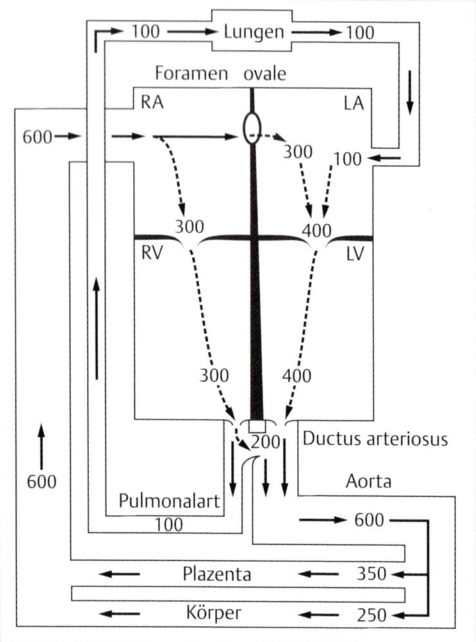

Abb. 3.1 Anatomische Voraussetzungen der fetalen Zirkulation. Übersicht über den fetalen Kreislauf und die Verteilung der Blutströmung (ml/min) im fetalen Kreislauf eines Lamms kurz vor der Geburt. 40 % des hohen fetalen HZV werden zur extrakorporalen Perfusion der Plazenta genutzt. RA: rechter Vorhof, LA: linker Vorhof, RV: rechte Kammer, LV: linke Kammer (Quelle: [30], [43]).

3.1 Kennzeichen des fetalen Kreislaufs

Kennzeichen des fetalen Kreislaufs sind:

- Die Plazenta, das Organ des Gasaustausches liegt, extrakorporal.
- Die fetale Zirkulation erfordert Blutgefäßverbindungen, die postpartual funktionell verschlossen werden bzw. obliterieren (V. umbilicalis, A. umbilicalis, Ductus venosus, Foramen ovale und Ductus arteriosus).
- Beide Seiten des Herzens arbeiten parallel, nicht in Serie hintereinander wie postpartual.
- Die pulmonale Gefäßbahn weist wegen der Vasokonstriktion einen hohen Gefäßwiderstand auf, der pulmonale Blutfluss ist dementsprechend gering.

Das arterialisierte Blut aus der **Plazenta** erreicht über die V. umbilicalis die V. cava inferior, nach Perfusion der Leber oder über einen Leberbypass den Duktus venosus.

In der **V. cava inferior** fließt das oxygenierte Blut aus der Lebervene und der unteren Körperhälfte des Feten zusammen ohne sich jedoch vollständig zu ver-

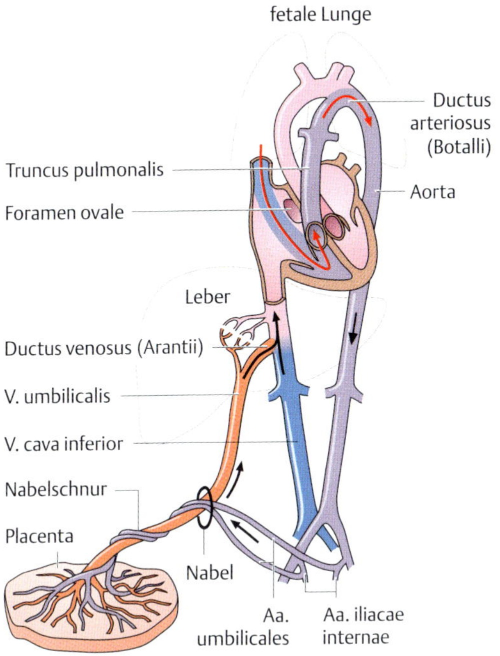

Abb. 3.2 Via dextra des fetalen Blutkreislaufs (Quelle: [143]).

mischen („Streaming" [113]). Auf Vorhofebene trifft dieses Mischblut auf das venöse Blut der V. cava superior (▸ Abb. 3.2, ▸ Abb. 3.3).

Im **Vorhof** tritt keine vollständige Durchmischung ein, denn der Blutstrom ist im rechten Vorhof durch eine Crista terminalis so gerichtet, dass das oxygenierte Blut aus der V. cava inferior durch das Foramen ovale in den linken Vorhof gelangt, während das venöse Blut aus der V. cava superior zum größeren Teil über den rechten Vorhof in die rechte Kammer einströmt. Sinn dieser Umverteilung des Blutflusses in ein Kompartiment mit besser und eins mit schlechter oxygeniertem Blut ist die optimierte Versorgung des fetalen Gehirns mit Sauerstoff [113] (▸ Abb. 3.2, ▸ Abb. 3.3).

Die **Via sinistra** führt relativ besser oxygeniertes Blut aus dem rechten Vorhof in den linken Vorhof und die linke Herzkammer. Ein Drittel des gut oxygenierten Bluts, das in die Aorta ascendens gepumpt wird, gelangt in die Koronararterie und in die vom Aortenbogen abgehende Gefäße. Diese versorgen vor allem das Gehirn des Feten. Die restlichen zwei Drittel gelangen über die

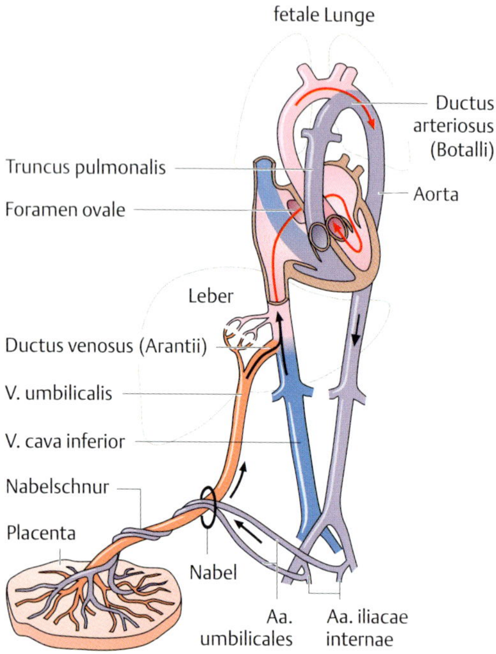

Abb. 3.3 Via sinistra des fetalen Blutkreislaufs (Quelle: [143]).

Aorta descendens in den Bereich, in dem gleichzeitig über den Ductus arteriosus Botalli das schlechter oxygenierte Blut der **Via dextra** gelangt.

Nachdem sich das sauerstoffreiche Blut der Via sinistra mit dem relativ sauerstoffärmeren Blut der Via dextra vermischt haben, beträgt die **Sauerstoffsättigung** in der **Aorta descendens** nur noch **< 60 %** [97].

Dieses fetale Blut gelangt zum **Gasaustausch** über A. iliaca und die **A. umbilicalis** des Feten zur **Plazenta**, wo der Sauerstoffgehalt auf **> 80 % aufgesättigt** wird.

3.2 Fetales Herz

Das fetale Herz weist als Besonderheit ein **hohes Herzzeitvolumen** bezogen auf das Körpergewicht des Feten auf, um sowohl den Körper des Feten als auch den **extrakorporalen Kreislauf** zu perfundieren [113].

Das fetale Herzzeitvolumen wurde bei unterschiedlichen Spezies mit invasiven Methoden gemessen [8], [113]. Es ergaben sich variable Werte zwischen

235 und bis zu 525 mml/min/kg [113]. In volumetrischen Bestimmungen mittels Doppler-Sonografie und 3-D-Doppler-Sonografie konnten auf für menschliche Feten sehr hohe und variable Herzzeitvolumen verifiziert werden. Demnach verfügt der Fetus relativ gesehen über ein größeres Herzzeitvolumen als ein erwachsener Mensch.

3.2.1 Erregungsbildung und Frequenz

Das Myokard ist zur **autonomen Erregungsbildung** und myogenen Erregungsleitung fähig. Die zur Verfügung stehenden Sinus- und Atrioventrikularknoten sind innerhalb des Herzens funktionell verbunden. Die Erregungsbildung erfolgt im Sinoatrialknoten gemäß den Prinzipien bioelektrischer Potenziale.

Regulierend in die **Sinusautomatik** greifen der **Nervus vagus** und die **Nervi accelerantes des Sympathikus** ein. Sie beeinflussen die Ionenleitfähigkeit der Membranen, die Erregungsbildung, die Erregungsausbreitung und die elektromechanische Kopplung (▶ Abb. 3.4).

Afferente Nervenfasern leiten Erregung von den Dehnungs- und Spannungsrezeptoren (β- und α-Rezeptoren) von beiden Vorhöfen zum Vaguskern und zur Medulla oblongata. Sympathische und parasympathische Herznerven führen neben efferenten auch afferente Fasern. Die Wirkungen dieser Modulation bestehen in einer Veränderung der Schlagfrequenz (Chronotropie), der Kontraktilität (Inotropie), der Leitungsgeschwindigkeit (Dromotropie) und der Reizschwelle (Bathmotropie) (▶ Abb. 3.5).

Im Rahmen der Kreislaufregulation werden spezifische Kreislaufreflexe bei Veränderungen des pH-Werts, des pO_2 und pCO_2 sowie des Blutvolumens möglich. Unterschiedliche Rezeptoren spielen bei diesen Mechanismen eine Rolle.

- **Chemorezeptoren**
  - Eine Stimulation der Chemorezeptoren im Bereich der Aorta führt zur **Bradykardie** ohne vorherige Blutdrucksteigerung [52].
  - Langsam progrediente Hypoxien verursachen über eine Stimulation der Chemorezeptoren im Bereich der A. carotis eine **Tachykardie.**
- **Mechanorezeptoren**
  - In tierexperimentellen Studien konnte die Entstehung einer Bradykardie beim Feten infolge einer arteriellen Blutdrucksteigerung evaluiert werden. Hierbei entsteht die **Bradykardie** durch Stimulation von Pressorezeptoren.
- **humorale Modulation**
  - Außer den Katecholaminen wird auch Vasopressin für die Genese einer fetalen Hypertension im Rahmen einer Hypoxie diskutiert [64], [113].

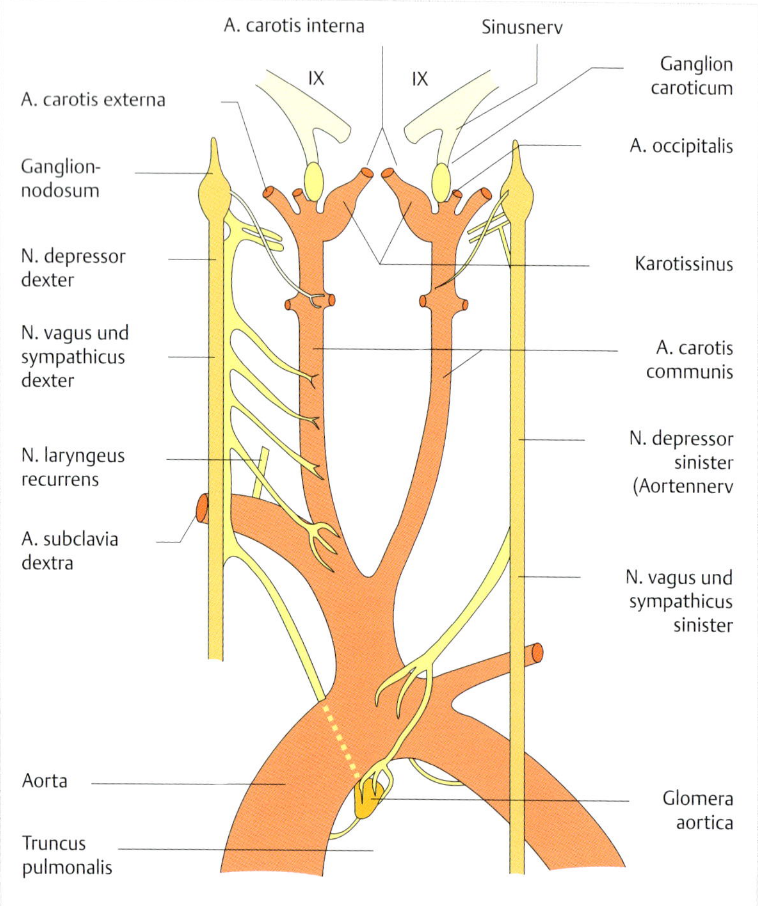

Abb. 3.4 Regulation der fetalen Herzfrequenz. Die fetale Herzfrequenz wird nach Maßgabe der Erregungsimpulse der Presso- und Chemorezeptoren des Karotissinus und des Aortenbogens sowie des Truncus brachiocephalicus moduliert (Quelle: [108]).

- Tierexperimentelle Untersuchungen weisen darauf hin, dass bei Abfall der Herzfrequenz das Herzzeitvolumen durch **Steigerung des Schlagvolumens** um 50 % stabilisiert werden kann [67], [97], [98], [100], [113].

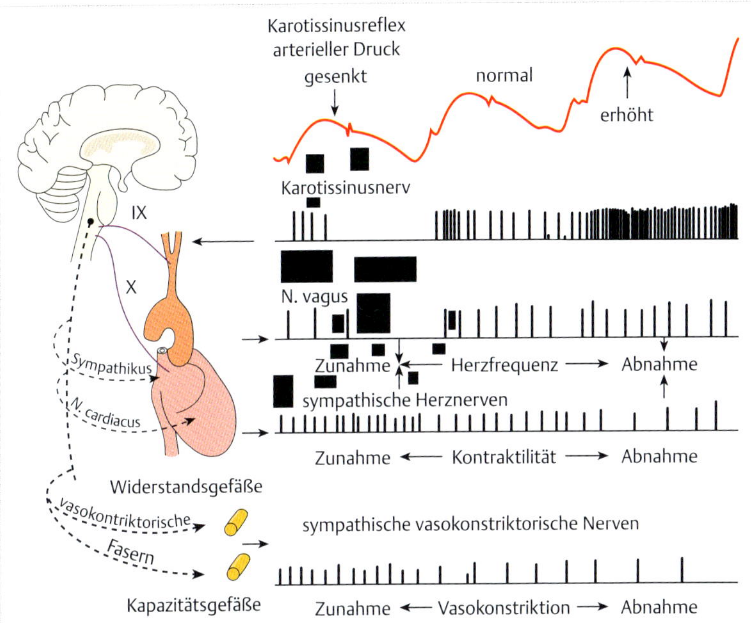

Abb. 3.5 Schematische Darstellung der medullären Kreislaufzentren und ihrer Beeinflussung durch die Großhirnrinde und die im Hypothalamus lokalisierten Areale für eine Trophotropie (parasympathische) und Ergotropie (sympathische Reaktion) (Quelle [30], [108]).

3.3 Nabelschnurkreislauf

Merke

Das Volumen des Blutflusses pro Zeiteinheit im Nabelschnurkreislauf ist bedingt durch die Gefäßwiderstände des Nabelschnurkreislaufs und den Druckgradienten zwischen der Aorta descendens und der V. cava inferior des Feten (siehe ► Abb. 3.8).

Der Druckgradient zwischen der Aorta descendens und der V. cava inferior beträgt laut interventioneller Messungen in der frühen Gestation 55 mmHg in der späten Gestation 65 mmHg. Der variable Widerstand des Ductus venosus beeinflusst erheblich die Blutflussgeschwindigkeit im umbilikalen Kreislauf.

Der Nabelschnurkreislauf unterliegt verschiedenen physiologischen bzw. pathophysiologischen Einflüssen:

- Kontraktionen der Gebärmutter während einer Wehe mit Erhöhung des intrauterinen Drucks
- Kompression der Nabelschnur z. B. durch eine Nabelschnurumschlingung oder einen Knoten

3.3.1 Druckerhöhung durch Uteruskontraktion

Unter physiologischen Bedingungen schützt das **Fruchtwasser** während der Wehe weitgehend die umbilikale Zirkulation vor störenden Einflüssen. Anhand des von Künzel zitierten Modells des **Uterus als Hohlkugel** lässt sich erklären, warum sich der Druck während einer Kontraktion des Uterus in jedem Kompartiment gleich stark verändert und somit der Gradient konstant bleibt [74].

Der Uterus (also die Hohlkugel) ist mit einem nicht komprimierbaren Inhalt (Fetus plus Plazenta plus Amnionflüssigkeit) gefüllt. Bei Druckschwankungen, etwa durch Kontraktionen, steigt der Druck im gesamten Kompartiment in jeweils der gleichen Höhe an. Der **Perfusionsdruck** bleibt in der **umbilikalen Zirkulation konstant** und folglich fällt die umbilikale Durchblutung nicht ab. Achtung: Dies gilt nicht für die uterine Durchblutung. Sie kann in dieser Situation reduziert sein [74] (▶ Abb. 3.6).

> M!
> ### Merke
> Das Perfusionsvolumen für die umbilikale Zirkulation bleibt in der Wehe konstant. Somit fällt die umbilikale Durchblutung in der Regel nicht ab, wenn die Amnionmembran erhalten ist.

> M!
> ### Merke
> Während sich bei erhaltener Fruchtblase die Uteruskontraktion auf die Umbilikalperfusion nicht wesentlich auswirkt, beeinflusst sie aber potenziell den mütterlichen Plazentarkreislauf.

3.3.2 Nabelschnurkompression

Im Fall einer **Kompression** der **Nabelvene** ohne Kompression der Nabelarterie kommt es zu einer **Frequenzbeschleunigung.** Besteht eine **komplette Okklusion**, ist aufgrund der Blutdrucksteigerung ein unmittelbarer **Abfall der Herzfre-**

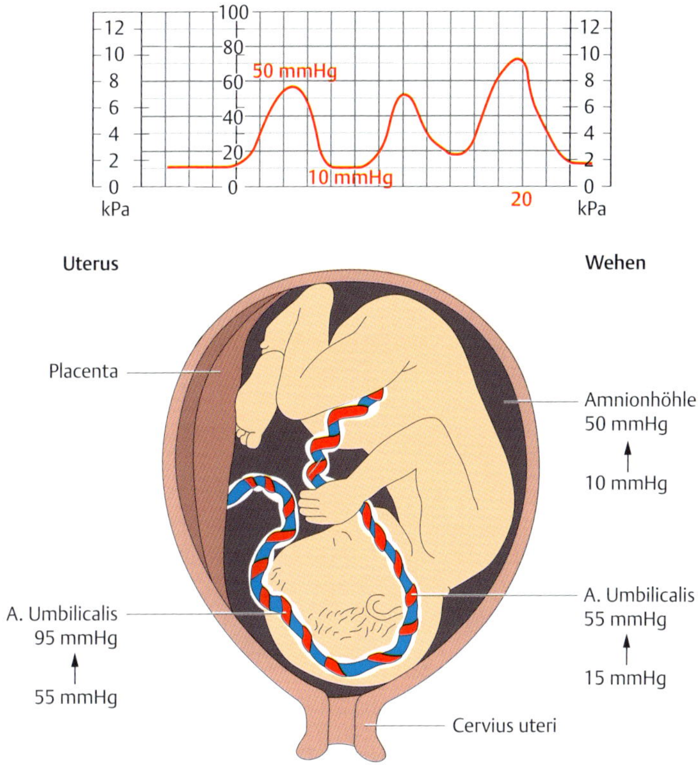

Abb. 3.6 Modell der uterinen Hohlkugel. Im Sinne des Modells einer uterinen Hohlkugel ist für den Fall intakter Membranen die umbilikale Zirkulation während der Wehe geschützt. Nach vorzeitigem Blasensprung (PROM) sowie Amniotomie ist dieser physiologische Schutz aufgehoben [74].

quenz zu beobachten. Die beschriebenen Phänomene der Nabelschnurkompression verursachen im CTG eine initiale Akzeleration mit folgender **variable Dezeleration** [97] (▸ Abb. 3.7).

Die Nabelschnur besitzt selbst keine Nervenfasern und ist demgemäß in die Kreislaufreflexe bei Hypoxie nicht einbezogen.

Im umbilikalen Kreislauf findet sich folgendes Druckprofil: Der arterielle Blutdruck ist beim Feten im Vergleich zur Mutter niedriger. Der arterielle Wi-

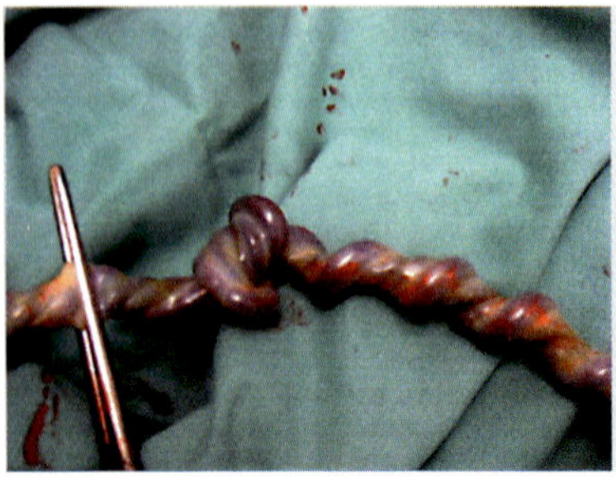

Abb. 3.7 Störung der umbilikalen Perfusion durch Okklusion bei Nabelschnurknoten (Quelle: [108]).

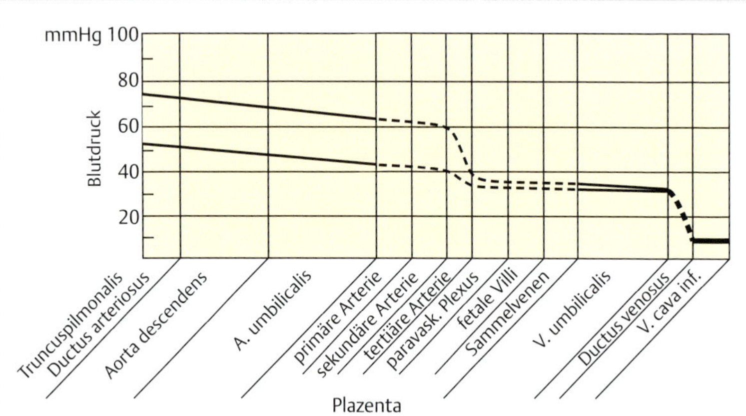

Abb. 3.8 Druckprofil im umbilikalen Kreislauf (Quelle: [30]).

derstand ist in den Gefäßen der Plazenta lokalisiert. Der Druckgradient zwischen Arteria (UA) und Vena umbilicalis (UV) beträgt 55 mmHg (▸ Abb. 3.8).

Durch eine **Nabelschnurkompression** entstehen erhebliche Widerstandsveränderungen im fetalen Kreislauf. Bei einer isolierten **Kompression der V. umbilicalis** reduziert sich der Perfusionsdruckgradient und die umbilikale Durchblutung nimmt ab. Dabei wird fetale O_2-Aufnahme in gleicher Weise eingeschränkt wie durch eine Reduktion der uterinen Durchblutung. Wird die Nabelschnur stärker zusammengedrückt, führt dies zur **Kompression der A. umbilicalis**. Der Widerstand im umbilikalen Kreislauf erhöht sich mit einem konsekutiven Anstieg des arteriellen Blutdrucks und einer Stimulation der Pressorezeptoren, die innerhalb von Sekunden zu einer Dezeleration führt. Das O_2-Angebot verringert sich [74], [97].

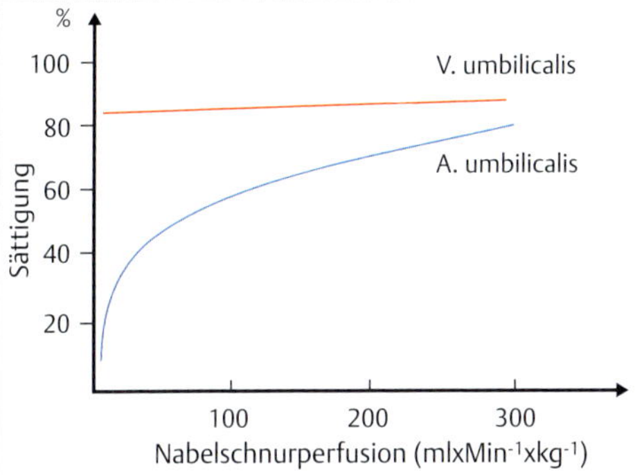

Abb. 3.9 O_2-Sättigungsgradient zwischen Arteria und Vena umbilicalis bei separater Okklusion der Umbilikalvene [74], [89].

Es ist festzustellen, dass die O_2-Sättigung bei dieser Form der Kompression der Nabelschnur in der V. umbilicalis weitestgehend unverändert bleibt, während die O_2-Sättigung in der A. umbilicalis steil abfällt. Es entsteht ein **Sättigungsgefälle zwischen Umbilikalvene** und **Umbilikalarterie** (▶ Abb. 3.9).

Beachte

Die O_2 Sättigung in der V. umbilicalis bleibt bei Nabelschnurkompression hoch.

4 Maternale Physiologie

Während der Schwangerschaft stellt sich das Kreislaufsystem der Mutter auf die Versorgung des Feten über die Plazenta um. Daraus resultieren spürbare Veränderungen für die Mutter. Entscheidend für die Versorgung des Feten ist ein ausreichend hoher arterieller Blutdruck im mütterlichen System.

4.1 Mütterlicher Plazentarkreislauf

Kennzeichen des mütterlichen Plazentarkreislaufs:

- Das mütterliche HZV ist in der Schwangerschaft um 30 % erhöht.
- Die mütterliche Herzfrequenz ist mit bis zu 110 SpM gesteigert.
- Es besteht eine physiologische Hyperventilation ($pCO_2 < 40$ mmHg).
- Die uteroplazentare Durchblutung beim Menschen ist abhängig vom Gewicht des graviden Uterus und beträgt ca. 100 ml/min/kg gravider Uterus.

Ein hinreichender mütterlicher Blutdruck ist Voraussetzung für eine uterine Perfusion.

Beachte

Minderdurchblutung des Uterus bei arterieller **Hypotonie** der Mutter.

Der **venöse Druck** wird insbesondere bei einer Kompression der V. cava durch den graviden Uterus in Rückenlage gesteigert. Man spricht vom Vena-cava-Kompressionssyndrom [74] (▸ Abb. 4.1).

Merke

Ein Anstieg des venösen und Abfall des arteriellen Druckes findet sich beispielhaft beim **V.-cava-Kompressionssyndrom**.

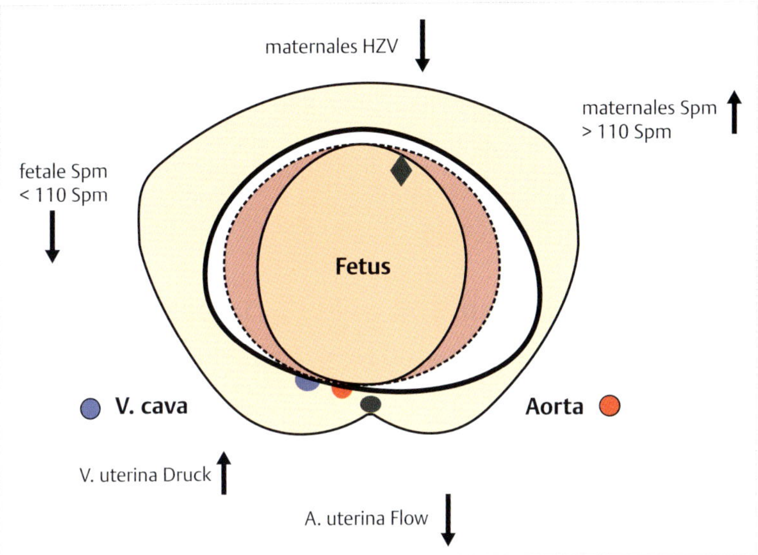

Abb. 4.1 Schematische Darstellung der Blutdruckverhältnisse im Kreislauf einer Schwangeren beim Vena-cava-Kompressionssyndrom. Eine Minderdurchblutung der Gebärmutter tritt durch Kompression der V. cava inferior der Mutter auf, die den mütterlichen Kreislauf beeinflusst. Es kommt zu einer Druckerhöhung im distalen Teil des venösen Systems einschließlich der V. uterina. Das Druckgefälle zwischen dem arteriellen System (A. uterina und der Vena uteria nimmt ab und folglich auch die Perfusion [74].

4.2 Vena-cava-Kompressionssyndrom

Beim **Vena-cava-Kompressionssyndrom** handelt es sich um einen **lageabhängigen Abfall der fetalen Herzfrequenz.** Die mütterliche V. cava inferior wird durch den schwangeren Uterus komprimiert. Konsequenzen:

- Der mütterliche Blutdruck fällt ab, weil der Blutrückfluss zum mütterlichen Herzen über die untere Hohlvene vermindert ist.
- Die uterine Perfusion wird zusätzlich eingeschränkt bei reduziertem mütterlichen HZV durch den Frank-Starling-Mechanismus [96], [97], [98].
- Die Mutter ist tachykard.

Die aus der Situation folgende Herzfrequenzalteration des Feten mit prolongierter Dezeleration normalisiert sich bei Lagerungswechsel. Der auslösende Mechanismus ist somit nicht die Kontraktion des Uterus (s. u.).

Beachte

Interkurrente Tachykardie der Mutter, die dem Blutdruckabfall im arteriellen Schenkel vorausgeht ⇒ Palpation zur Diagnosesicherung.

Merke

Der mütterliche Grenzwert zur Tachykardie liegt bei 110 SpM.

4.3 Weitere Störungen der Uterusperfusion

Eine andere Ursache von Störungen der Uterusperfusion ist die **Kontraktur uterinen Gefäße**. Bei einem protrahierten Geburtsverlauf beispielsweise verringert sich das mütterliche Herzzeitvolumen, während gleichzeitig der gesamte Gefäßwiderstand (auch im Uterus) ansteigt [74].

Schließlich sind die **orthostatische Dysregulation** und die **hämodynamischen Nebenwirkungen** zu erwähnen, die durch die in vielen Geburten verwendete Periduralanästhesie (PDA) auftreten können. Die durch die Anästhesie erreichte Sympathikolyse führt zum mütterlichen Blutdruckabfall und damit zur Minderperfusion der A. uterina.

Die Voraussetzung für eine ausreichende maternale Durchblutung der Plazenta ist ein hinreichender arterieller Blutdruckgradient [66] (▸ Abb. 4.2). Die

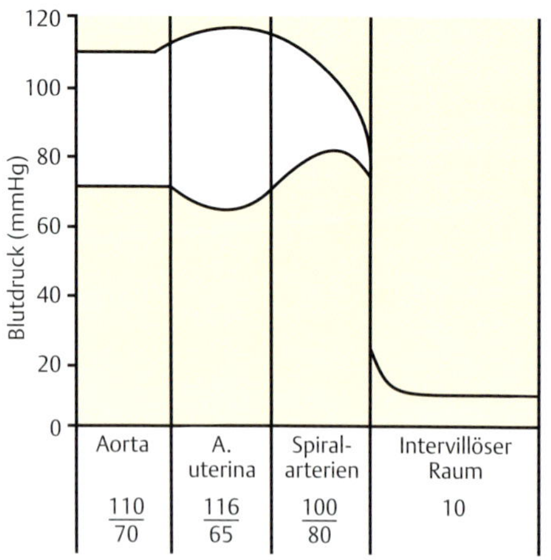

Abb. 4.2 Blutdruckgradient im maternalen Kreislauf. Ein hinreichender arterieller Druck ist die Voraussetzung für die Perfusion im der Plazenta (Quelle: [30]).

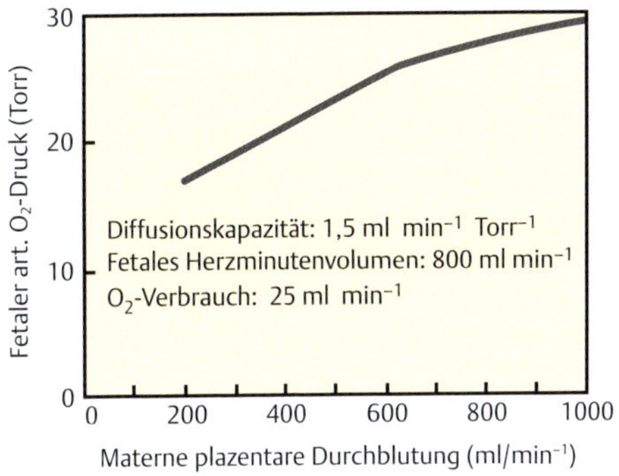

Abb. 4.3 Korrelation zwischen der Perfusion der Gebärmutter und dem Sauerstoffpartikeldruck pO_2 des Feten [74] (Quelle: [30]).

Bedeutung der uterinen Perfusion für den Feten konnte in pernatalphysiologischen Studien experimentell aufgezeigt werden. Das Volumen der Perfusion im Bereich der uterinen Gefäße korreliert mit der Oxygenierung des Feten ▶ Abb. 4.3.

M!

Merke

Voraussetzung für eine ausreichende maternale Plazentadurchblutung ist ein hinreichender Blutdruckgradient.

5 Technische Grundlagen des CTG

Die technische Entwicklung der Kardiotokografie hat zu der heute standardisierten Form der **Autokorrelations-Kardiotokografie** auf Basis von Ultraschall-Doppler-Signalen als Methode der Erfassung des fetalen Herzschlags sowie der **externen Tokografie** geführt. Die non invasive Methode wird sowohl in der Schwangerenvorsorge als auch im Kreißsaal während der Geburt in Eröffnungs- und Austreibungsperiode verwendet. Die Registrierung ist sicher und das telemetrische Verfahren erlaubt eine gute Mobilität der Schwangeren während der Überwachung des Kindes.

Beachte

Ein Abgleich mit der mütterlichen Herzfrequenz ist erforderlich. Eine Verwechslung aufgrund der hohen Sensitivität der Erfassung der Doppler-Signale ist möglich.

5.1 Historie

Die Geschichte der Erfassung der fetalen Herzfrequenz durch Hebammen und Ärzte fußt auf der Entwicklung des Hörrohrs zur Auskultation nach PINARD. Die **Kardiotokografie** (CTG) ermöglichte dann später die **kontinuierliche Erfassung der Herzfrequenz** mit gleichzeitiger Registrierung der Wehentätigkeit.

So konnten erstmals typische Verläufe wie die **frühe Dip I**, die **späte Dip II** und die **variable Dezeleration** aufgezeigt werden. Waren bislang insbesondere der Verlauf der **Basalfrequenz** mit Bradykardie und Tachykardie bekannt gewesen und hinsichtlich ihrer klinischen Wertigkeit zuzuordnen, konnten jetzt differenzierte Muster charakterisiert werden [132], [138].

Zunächst dienten die Fonokardiotokografie sowie das kindliche EKG der kontinuierliche Erfassung der Herzfrequenz.

Der Amerikaner Hon definierte in seinem „Atlas der fetalen Herzfrequenz" auf Basis der fetalen ECG den Ablauf der Herzfrequenz in Beziehung zur kontinuierlich erfassten Wehentätigkeit. Eine interne Registrierung des **EKG-Signals** des Fetus über eine Spiralelektrode am fetalen Skalp ist auch heute noch in Einzelfällen nötig, z. B. bei ungünstigen anatomischen Verhältnissen (zunehmende Entfernung der beschallten Fläche, etwa bei Adipositas der Mutter). Die invasive Technik erforderte eine Amniotomie.

Wird eine zusätzliche **biochemische Evaluation** des EKG angestrebt, dient hierfür die sogenannte STAN-Technik, hier wird ebenfalls eine Spiralelektrode am fetalen Skalp angelegt (► Abb. 5.1, ► Abb. 5.2)

Die Methode des **Doppler-Prinzips** zur Erfassung der fetalen Herzfrequenz wurde von Hammacher, Mosler und Maeda entwickelt.

Zunächst wurden durch Forschungsarbeiten in deskriptiver Form die Charakteristika der abgeleiteten Herzfrequenz definiert (siehe Anhang, Hammacher-Score). Das Doppler-Verfahren erweist sich in der **klinischen Routine** als eine **nicht invasive Technik** mit großen Vorteilen. Mit der technischen Weiterentwicklung von Autokorrelations-Kardiotokografie und telemetrischer Über-

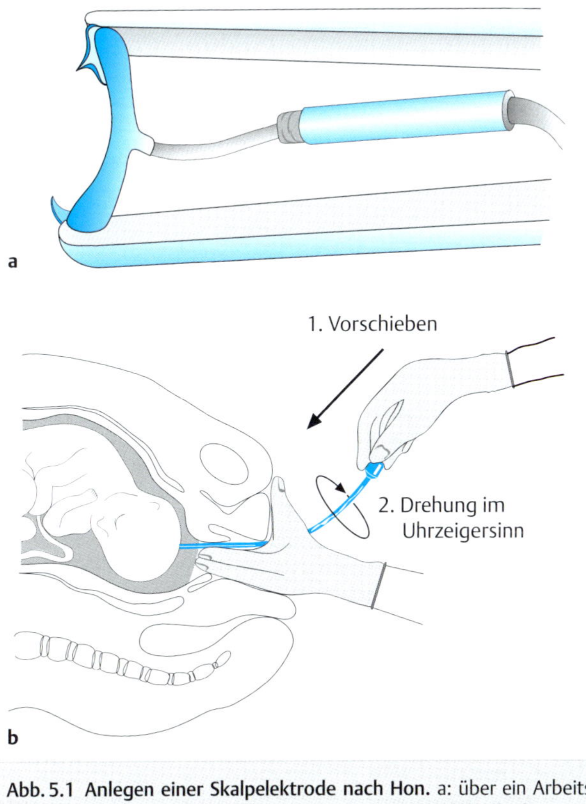

Abb. 5.1 Anlegen einer Skalpelektrode nach Hon. a: über ein Arbeitsamnioskop als Clip; b: durch Torsion einer Spiralelektrode digital (Quelle: [51]).

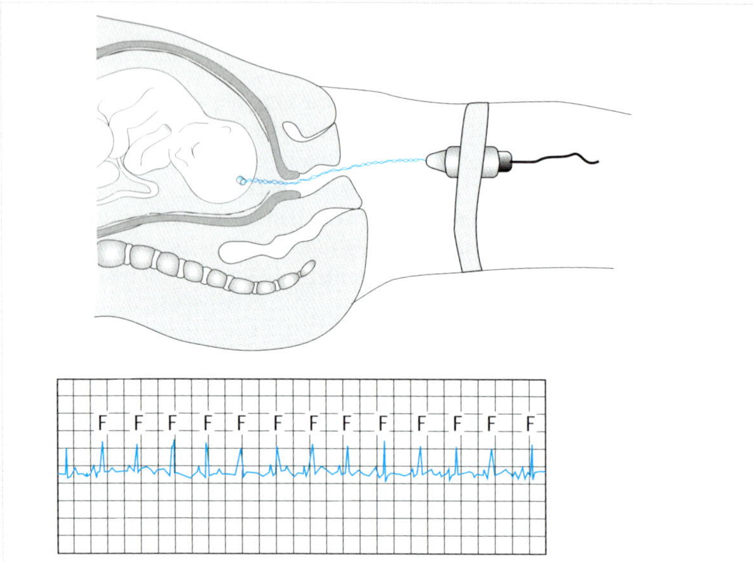

Abb. 5.2 Erfassung der fetalen Herzfrequenz über das fetale Aktionspotenzial (F). Kalkulation der Herzfrequenz aus dem ECG nach Hon (Quelle: [51]).

tragung der Signale ermöglicht sie heute eine weitestgehende Mobilität der Patientin (▶ Abb. 5.3).

5.2 Technische Details

Das ankommende Signal wird auf Periodizität geprüft, indem eine **Autokorrelationsfunktion** gebildet wird. Der Zeitpunkt der Periodizität ist erreicht, wenn die Autokorrelationsfunktion ein Maximum hat. Mit den heute zur Verfügung stehenden Ultraschallsensoren gelingt in der Regel eine adäquate Registrierung Herzfrequenz. Dies gewährleistet das der Schlag-zu-Schlag-Aufzeichnung angenäherte und nur über kurze Strecken mit Signalausfällen < 15 % versehene Aufzeichnungsprinzip.

Zur Herzfrequenzregistrierung wird eine Trägerfrequenz von 2 MHz benutzt. Moderne Autokorrelations-Kardiotokografen erlauben eine Modulation der Schallkegel sowie der Eindringtiefe in Abhängigkeit von der Lage und den Bewegungen des Kindes. Hierdurch wird die kontinuierliche Aufzeichnung verbessert und auch die Registrierung in der Austreibungsperiode ist in der Regel mit hinreichender Qualität möglich.

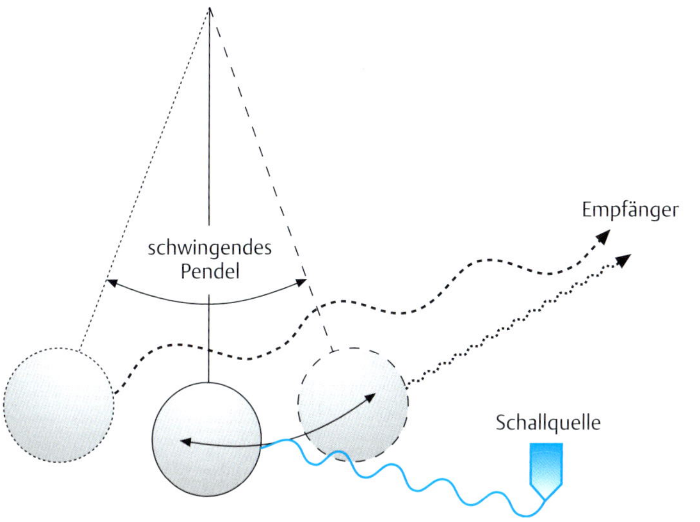

Abb. 5.3 Prinzip der Herzfrequenzregistrierung mit dem Dopplerverfahren. Das Ultraschall-Doppler-Signal des fetalen Herzschlags wird digitalisiert und mithilfe von Mikroprozessoren weiter verarbeitet (Quelle: [51]).

M!

Merke

Der Schallkopf selbst sucht das Objekt. Durch Erfassen und Dokumentation muss eine Verwechslung mit mütterlichen Signalen ausgeschlossen werden → synchrone Pulsoxymetrie der Mutter [21]!

► **Sicherheitsaspekte.** Bei einer verwendeten Energie von 10–20 mW/m^2 und einer Frequenz von etwa 2 MHz ist nach dem heutigen Wissensstand auch bei länger dauernder Überwachung, z. B. während der Geburt, die externe Kardiotokografie für Mutter und Kind **ohne schädliche Auswirkungen**. Spezielle Komplikationen sind bisher nicht bekannt [9].

Der Verzicht auf eine ECG-Elektrode am fetalen Skalp ist wünschenswert, da in ca. 1 % der Fälle über eine relevante Infektion an der Perforationsstelle des Skalps berichtet wird. Die AWMF-Leitlinie zur Anwendung der Kardiotokografie empfiehlt deswegen, Skalpelektroden nur bei entsprechender Indikation anzulegen [9].

▶ **Registrierdauer.** Gemäß AWMF-Leitlinie wird in der Regel antepartual und bei Aufnahme in die Klinik zur Geburt zunächst über einen **Zeitraum von 30 min** ein CTG aufgezeichnet. Zeigt sich nach FIGO-Leitlinie ein suspektes fetales Herzfrequenz-Muster (FHF-Muster), soll die Registrierdauer verlängert werden. Bei speziellen Analyseverfahren (z. B. Dawes und Redman; Oxford-System) ist bei rückversicherndem Ergebnis eine Verkürzung bis auf 10 min möglich [25].

▶ **Lagerung.** Eine CTG-Aufzeichnung in Rückenlage soll vermieden werden, weil in dieser mütterlichen Position der gravide Uterus auf die Vena cava inferior drücken kann. Ein Schock- oder Vena-cava- Kompressions-Syndrom hat Auswirkungen auf die uteroplazentare Perfusion. Die uterine Durchblutung hängt direkt vom arteriellen Mitteldruck und dem Gradienten zum venösen Schenkel ab. Bei vermindertem Rückstrom zum mütterlichen Herzen fällt unter Umständen der mütterliche Druck trotz Tachykardie ab und der venöse Druck steigt durch die Kompression an. Zur Vermeidung dieser Effekte soll ein **Kardiotokogramm grundsätzlich in linker Seitenlage** geschrieben werden [121].

> **Merke**
> M!
> CTG Registrierung – in linker Seitenlage.

5.3 Kinetogramm

Kindliche Bewegungen können durch die Darstellung von niedrig frequenten Bewegungssignalen zusätzlich im Kinetokardiotokogramm registriert werden (ein Beispiel für diese Registrierung findet sich in ▶ Abb. 1.2).

Die Registrierung der Kindsbewegungen hat großen prognostischen Nutzen. Bei knapper O_2-Versorgung ökonomisiert der Fetus seine Energie, indem er unter anderem seine Bewegungsintensität einschränkt. Die Verkürzung der fetalen Kindsbewegungsdauer ist ein früher Hinweis (ca. 12–14 Tage) einer **drohenden kindlichen Gefährdung** [50].

Die kontinuierliche elektronische Registrierung kann über ein sogenanntes **Kinetokardiotokogramm (K-CTG)** erfolgen. Im K-CTG werden additiv zum CTG in einem dritten Kanal Kindsbewegungen nach Anzahl und Dauer durch unterschiedliche Balkenlängen dargestellt. Über das Doppler-Prinzip werden dabei durch einen geeigneten Algorithmus niederfrequente Signale von Extremitäten- und Körperbewegungen registriert [50]. Die Dauer der Bewegung wird als Balken dargestellt (siehe unterer roter Pfeil in ▶ Abb. 1.2).

Die korrekte Bewegungserfassung ist mit 81 % Sensitivität und 98 % Spezifität der mütterlichen Perzeption weit überlegen. Als pathologisch gilt eine Verkürzung der Kindsbewegungsdauer unterhalb der 5. Perzentile publizierter Normkurven (**EL IIa**).

Die ebenfalls registrierte Zahl der Kindsbewegungen wird erst sehr spät eingeschränkt und stellt somit einen nachgeordneten Überwachungsparameter dar. Mit der Zuordnung von FHF-Akzelerationen zu Kindsbewegungen lässt sich bei suspekten FHF-Mustern z. B. die Lage der Baseline präzise definieren und so die Falsch-positiv-Rate des CTG um bis zu 50 % senken (**EL IIa**).

Merke

Die grafische Darstellung der Anzahl und Dauer der fetalen Bewegungen nach Leitlinie wird empfohlen!

Beachte

Die Verkürzung der Dauer von Kindsbewegungen (Striche statt Balken!) gilt als früher Hinweis auf eine Versorgungsstörung.

5.4 Einflussfaktoren

Bei der Registrierung und Interpretation des CTG sind einige Einflussfaktoren zu berücksichtigen. Eine Reihe mütterlicher, fetoplazentarer, fetaler und exogener Faktoren ergibt ebenfalls eine Modulation des Oszillationsbildes (▶ Tab. 5.1). Von den **mütterlichen Faktoren** sind zu nennen die Körperhaltung – auch das Sitzen – mit Beeinflussung des arteriellen und venösen Systems (Strömungsgeschwindigkeit) und des Blutdrucks sowie der Umfang der Uterusaktivität (Uterusgrundtonus bzw. Wehenmuster). Aber auch die maternale Temperatur spielt eine Rolle.

Ein beachtenswerter **fetoplazentarer Faktor** ist die **Kompression** von Plazenta bzw. **Nabelschnur** bei Kindsbewegungen. Insbesondere der fetale **Aktivitätszustand** (Fetal Behavior) beeinflusst den Oszillationscharakter [92], [98].

Darüber hinaus sind einige **Medikamente** (insbesondere Sedativa und Magnesium) geeignet, eine Modulation des Oszillationsbilds zu provozieren. Medikamente, die eine Betablockade hervorrufen, haben ebenfalls Einfluss auf die Frequenzcharakteristik des Fetus [37], [134].

Beachte

Kortikoiden beeinflussen die Variabilität: Werden sie über einen Zeitraum von 2 Tagen verabreicht, führt dies zu einer Reduktion der Herzfrequenzvariabilität, die aber reversibel ist [106].

Schließlich ist der Einfluss von **taktilen** und **akustischen Faktoren sowie Stimulationen** zu nennen. Hierzu gehören Veränderungen im Sinne einer Oszillationszunahme oder gar einer Akzeleration (s. u.) aufgrund eines taktilen Reizes bei der **vaginalen Untersuchung** oder bei der **Inzision zur Fetalblutanalyse.** Ein solches **reaktives** CTG-Muster wird als positiv bewertet [9], [102].

Tab. 5.1 Einflussfaktoren auf das fetale CTG [9].

Maternal	Fetoplazentar	Fetal	Exogen
Körperhaltung	Plazentainsuffizienz	Bewegungen	Medikamente
körperliche Aktivität	Nabelschnurkompression	Verhaltenszustände	Rauchen
Fieber	Gestationsalter	Weckreize	Drogen
Kreislaufschock	Chorioamnionitis	Hypoxämie	Lärm
Uterusaktivität			

Die Sicht der Hebamme

Alternative Methoden der fetalen Stimulation

Stellen wir bei der Auswertung eines CTG-Streifens eine suspekte Oszillationsfrequenz fest, ist es unsere Aufgabe, die Gründe dafür zu eruieren.

Wichtige Fragen an die Schwangere in diesem Zusammenhang sind:

- Wie viel Flüssigkeit haben Sie im Laufe dieses Tages bereits aufgenommen?
- Wie sind die Gewohnheiten Ihres Kindes? Zu welchen Tageszeiten zeigt es gewöhnlich Aktivität?

Die werdenden Mütter kennen in den meisten Fällen die Verhaltensweisen ihres noch nicht geborenen Kindes und auch die Stellen ihres Bauches, die sie manipulieren müssen, um eine körperliche Reaktion ihres Ungeborenen zu erfahren. In den meisten Fällen ist das eine ausreichende Stimulation des Feten, um eine positive Veränderung des CTG-Schemas zu erzeugen.

Sollten eine **Positionsveränderung** (Wechsel in die andere Seitenlage) oder die **Aufnahme von Trinkflüssigkeiten** keinen Erfolg bringen, haben sich im Alltag auch **Duftöle** als gelungene Maßnahme bewährt.

Zitrusdüfte beleben und sorgen oft für eine Verbesserung der fetalen Oszillation, während Lavendelduft für eine Beruhigung des Kindes sorgt und die vielleicht durch reichliche Kindsbewegungen im Kinetogramm aufgezeichnete saltatorische Oszillationsfrequenz oder aber eine erhöhte Baseline zur Ruhe kommen lassen können. Wichtig: Vor der Anwendung von Duftölen nicht vergessen, die Mutter nach eventuellen Allergien zu befragen.

6 Fetale Herzfrequenz

M!

Merke

Ziel der CTG-Registrierung ist die frühzeitige Erkennung fetaler Gefahrenzustände. Durch rechtzeitiges Intervenieren können kindliche Schädigungen vermieden werden.

In der Regel kann bei einem normalen FHF-Muster zuverlässig von einer hinreichenden Sauerstoffversorgung des Feten ausgegangen werden [9], [13], [23], [25], [120].

6.1 Phänomenologie

6.1.1 Basalfrequenz

M!

Merke

Die fetale Grundfrequenz ist die mittlere über mindestens 5–10 min beibehaltene FHF in Schlägen pro Minute (SpM), während der keine Akzelerationen bzw. Dezelerationen auftreten [25].

Der **Normbereich** der fetalen Herzfrequenz wird unterschiedlich definiert [9], [40]:

- FIGO: 110–150 SpM
- AWMF: 110–160 SpM

Die basale Frequenz unterliegt **physiologischen Schwankungen**, abhängig von der Schwangerschaftswoche. Während sich in der frühen Schwangerschaft, insbesondere in der Embryonalphase um die 10. Woche Werte von 180–190 SpM nachweisen lassen, ergibt sich zwischen der 22. und der 25. SSW ein medianer Wert von 155 SpM.

Bei **fetaler Unreife** liegt die mittlere FHF ab der 24 + 0 SSW im oberen Streubereich (140–160 Spm). Dieser gemittelte Wert bleibt bis zur 30. SSW innerhalb enger Grenzen stabil, um dann linear bis zur 40. SSW auf einen Wert um 135 SpM abzufallen [74].

Beachte

Ein tendenziell zunehmender Anstieg der FHF während einer Registrierung muss besonders beachtet werden [74], [101].

6.1.2 Oszillation

Merke

Die **Oszillationsbandbreite** ist die Differenz zwischen der höchsten und tiefsten Fluktuation in der auffälligsten Minute innerhalb des 30-minütigen Registrierstreifens. Man spricht auch von **Oszillationsamplitude.**

Oszillationsfrequenz ist die Anzahl der Nulldurchgänge im CTG. Der Normalwert liegt bei 5–13 pro Minute.

Als **normal** wird eine Bandbreite von > 5 SpM und < 25 SpM charakterisiert.

Somit ist im FIGO-Schema sowohl ein **eingeschränkt undulatorisches** (5–10 SpM) als auch ein **undulatorisches Kardiotokogramm** (10–25 SpM) als **unauffällig** gekennzeichnet!

Von einem **suspekten CTG** wird gesprochen, wenn eine Bandbreite von < 5 SpM über mehr als 40 min, aber weniger als 90 min auftritt. Ebenfalls suspekt ist ein **saltatorisches CTG** mit einer Bandbreite von > 25 SpM.

Beträgt die Bandbreite < 5 SpM über mehr als 90 min, handelt es sich um ein **pathologisches CTG**. Ein solches silentes Herzfrequenzmuster ist physiologisch in fetalen Schlafphasen. Deshalb wird erst ab einer Dauer von > 90 min von einer pathologischen Störung ausgegangen.

Eine Zusammenfassung zeigt ▸ Tab. 6.1.

Tab. 6.1 Verschiedene Oszillationsbandbreiten und ihre Bewertung.

Bandbreite	Zahl der SpM	Dauer in min	Befund
normal	> 5 < 25		normal
eingeschränkt undulatorisch	5–10		normal (nach FIGO)
undulatorisch	10–25		normal (nach FIGO)
saltatorisch	> 25		suspekt
silent	< 5	> 40 < 90	suspekt
silent	< 5	< 40	normal (Kind schläft)
silent	< 5	> 90	pathologisch

SpM = Schläge pro Minute

6.1.3 Akzelerationen

M!

Merke

Akzeleration: Kurzzeitiger **Anstieg** der **Herzfrequenz > 15 SpM** bzw. Anstieg um die **Hälfte der Bandbreite** über **> 15 s.**

Sporadische Akzelerationen nach Kindsbewegungen sollten innerhalb von 20 min 2-mal registriert werden. Sie kennzeichnen ein normales CTG.

Finden sich **periodische Akzeleration** mit jeder Wehe, die als kompensatorisches Phänomen bewertet werden müssen, dann gilt das CTG als **suspekt**.

Treten innerhalb eines Zeitraums von 20 min überhaupt **keine Akzelerationen** auf, gilt das CTG als **pathologisch** (P).

6.1.4 Dezelerationen

M!

Merke

Als Dezeleration wird das **Abfallen** der **Herzfrequenz > 15 SpM** oder um die **Hälfte der Bandbreite** über einen Zeitraum von **> 15 s** bezeichnet.

Im Rahmen der Geburtsüberwachung sind die frühen, späten und variablen Dezelerationen eindeutig definiert.

- **frühe** Dezeleration
  - uniform
  - wehenabhängig
  - Beginn früh in der Wehe
  - Erreichen der Grundfrequenz am Wehenende
- **späte** Dezeleration
  - uniform
  - wehenabhängig
  - Beginn zwischen Mitte und Ende der Wehe
  - Nadir 20 s oder später nach dem Wehengipfel
  - Erreichen der Grundfrequenz nach dem Wehenende
- **variable** Dezeleration
  - variabel in Form, Verlauf und Zuordnung
  - wehenabhängig
  - Kennzeichen der Atypie sind bedeutungsvoll.

Ein Beispiel für die variable bzw. atypische variablen Dezelerationen findet sich im CTG-Atlas (Kap. 16).

Beachte

Späte und atypische variable Dezelerationen: **Alarmtief – Hypoxieverdacht!**

6.1.5 Sinusoidaler Verlauf

Merke

Von einem sinusoidalen Verlauf spricht man bei einer **Langzeitschwankung der Grundfrequenz,** die im CTG einer **Sinuswelle** gleicht.

Das glatte, undulierende Muster von mindestens 10 min besitzt eine relativ fixe Wiederkehr von in der Regel 3–5 Zyklen pro Minute und einer Amplitude von 5–10 SpM ober- und unterhalb der Grundfrequenz. Eine Grundfrequenzvariabilität lässt sich nicht nachweisen. Sinusoidales CTG = sinusförmiger Verlauf der Grundfrequenz des Feten [41].

Ein Beispiel für ein sinusoidales Muster mit einem Zyklus von 3–5/min und einer Amplitude von 5–15 SpM findet sich in Kap. 16 CTG-Atlas.

6.1.6 Kurzzeitvariation

Merke

Unter der Kurzzeitvariation (STV = Short Time Variation) versteht man die **Variation** der durchschnittlichen **absoluten zeitlichen Differenz zwischen konsekutiven Herzschlägen.** Sie ist nur computerisiert erfassbar [25], [26] (▸ Abb. 6.2).

Der Normalwert der STV beträgt > 5,5 ms, Werte < 4 ms gelten als pathologisch, Werte < 2,6 ms als kritisch.

Die fetale Herzfrequenz wird durch das **vegetative Nervensystem** permanent **moduliert.** Sie ist variabel. Das Myokard ist zur autonomen Erregungsbildung fähig. Sinus- und Atrioventrikularknoten sind innerhalb des Herzens funktionell verbunden. Regulierend auf die bioelektrischen Potenziale der beiden Knoten im Sinne einer Modulation der Sinusautomatik wirken die Rami cardiaci des N. vagus sowie die Nn. accelerantes des Sympathikus. Sympathische und parasympathische Herznerven führen neben efferenten auch afferente Fasern. Afferente Vagusfasern leiten Erregungen von den ß-Rezeptoren (Dehnungsrezeptoren) und α-Rezeptoren (Spannungsrezeptoren) von beiden Vorhöfen zum Vaguskern und zur Medulla oblongata [53], [97], [98], [129].

Die beschriebenen **Mikrofluktuationen** der fetalen Grundfrequenz treten 3- bis 5-mal pro Minute auf.

M!

Merke

Die Modulation der bioelektrischen Potenziale von Sinus- und Atrioventrikularknoten führt zur Oszillation und Kurzzeitvariation.

6.2 Diagnostische Hilfsmittel

6.2.1 Computerisierte Auswertung

Studien zur **Inter- und Intra-Observer-Variabilität** zeigen, dass die Einführung einer computergestützten Klassifizierung der CTG-Registrierung eine insgesamt zuverlässigere Einordnung der CTG-Muster ermöglicht. Über die „Online"-Analyse kann das CTG besonders zeitnah bewertet werden [15], [110], [119]. Verschiedene Methoden zur Online-Auswertung (z. B. Dawes und Redmann, DMW–FIGO, Q-CTG) können in Abhängigkeit von ihrer Reliabilität derzeit empfohlen werden [25], [110].

Bei fetaler Stabilität mit hinreichender Sauerstoffversorgung ergibt sich über Regelkreise eine ständige **Kurzzeitvariation**, die im Kardiotokogramm mit bloßem Auge nicht, im Computer-CTG hingegen zuverlässig erkannt wird (Oxford-System) [25]. Auch die für das freie Auge erkennbaren Oszillationsamplitude und -frequenz werden genau erfasst (▶ Abb. 6.1, ▶ Abb. 6.2).

Insbesondere eine Abnahme der STV kann in serieller Beobachtung auf eine zunehmende Kompromittierung des Feten zwischen 25 + 0 und 38 + 0 SSW hinweisen (**EL IIa**).

▶ Tab. 6.2 beschreibt den Zusammenhang zwischen der Kurzzeitvariation nach Dawes und Redmann, metabolischer Azidose und intrauterinem Fruchttod (IUFT) [25], [129].

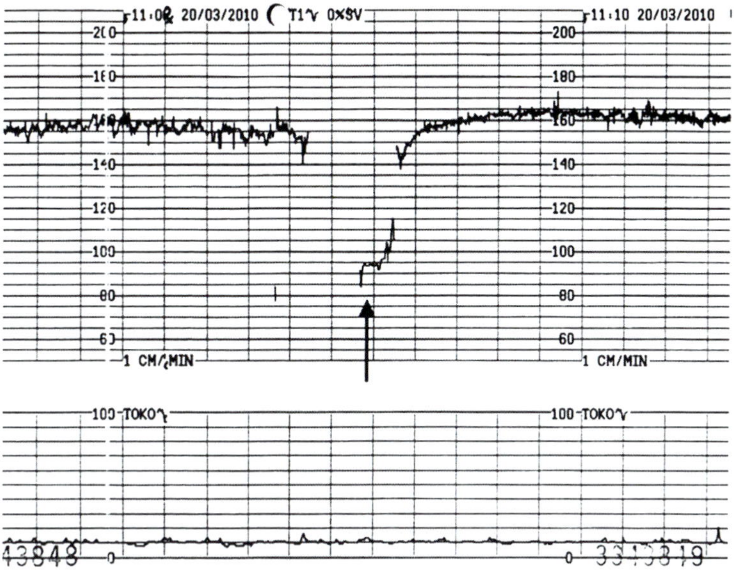

Abb. 6.1 **Oxford CTG.** Dezeleration, eingeschränkter Variabilität, Baseline Anstieg (Quelle: [108]).

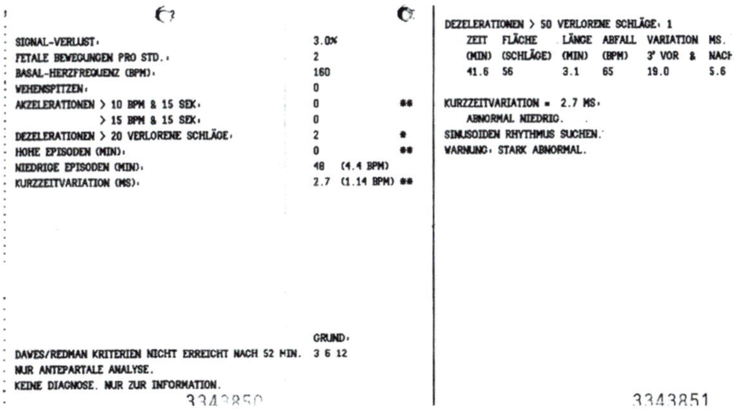

SIGNAL-VERLUST: 3.0%
FETALE BEWEGUNGEN PRO STD.: 2
BASAL-HERZFREQUENZ (BPM): 160
WEHENSPITZEN: 0
AKZELERATIONEN > 10 BPM & 15 SEK: 0 **
> 15 BPM & 15 SEK: 0
DEZELERATIONEN > 20 VERLORENE SCHLÄGE: 2 *
HOHE EPISODEN (MIN): 0 **
NIEDRIGE EPISODEN (MIN): 48 (4.4 BPM)
KURZZEITVARIATION (MS): 2.7 (1.14 BPM) **

GRUND:
DAWES/REDMAN KRITERIEN NICHT ERREICHT NACH 52 MIN. 3 6 12
NUR ANTEPARTALE ANALYSE.
KEINE DIAGNOSE. NUR ZUR INFORMATION.
3343850

DEZELERATIONEN > 50 VERLORENE SCHLÄGE: 1

ZEIT (MIN)	FLÄCHE (SCHLÄGE)	LÄNGE (MIN)	ABFALL (BPM)	VARIATION 3' VOR &	MS. NACH
41.6	56	3.1	65	19.0	5.6

KURZZEITVARIATION = 2.7 MS:
ABNORMAL NIEDRIG.
SINUSOIDEN RHYTHMUS SUCHEN.
WARNUNG: STARK ABNORMAL.
3343851

Abb. 6.2 Computerauswertung der Kurzzeitvariation STV. Der reduzierte Wert zeigt eine potenzielle fetale Gefährdung an (Quelle: [108]).

Tab. 6.2 Korrelation pathologischer STV-Werte im Oxford-CTG mit dem fetalen Status [25].

STV (ms)	<2,6	2,6–3,0	>3,0
metabolische Azidose	10,3 %	4,3 %	2,7 %
IUFT	24,1 %	4,3 %	0 %

STV = Short Time Variation, Kurzzeitvariation; IUFT = intrauteriner Fruchttod

Beachte

Besonders die Abnahme der STV kann in serieller Beobachtung auf eine zunehmende Kompromittierung des Feten aufmerksam machen → Optimierung des Entbindungszeitpunkts (Oxford-CTG).

Vor der Einstufung der fetalen **Herzfrequenz** als **normal** sollten folgende **Kriterien** rückversichernd überprüft werden:

- Kurzzeitvariation > 4 ms
- keine sinusoidalen Rhythmen
- mindestens eine Episode hoher FHF-Variation
- keine tiefen bzw. wiederholten FHF-Dezelerationen
- FHF-Akzelerationen bzw. fetale Bewegungen
- Normokardie

6.2.2 Wehenbelastungstest

Im Wehenbelastungstest (OBT = Oxytocin-Belastungstest) werden der Schwangeren kontrolliert über eine Infusion steigende Mengen Oxytocin zugeführt bis zur regelmäßigen Wehentätigkeit. Im parallel aufgezeichneten CTG können die Reaktionen des Feten auf die Wehen überprüft werden.

Die physiologischen und pathologischen Vorgänge während einer Wehe wurden in der klinischen Anwendung und in tierexperimentellen Modellen (chronisches Schafsmodell) analysiert. Kontrahiert sich die Uterusmuskulatur während der Wehe, verändert sich gleichzeitig die Durchblutung der Gebärmutter. Dies kann zu einer Störung der fetalen O_2-Versorgung führen [74].

Im Wehenbelastungstest soll die **uteroplazentaren Reservekapazität** getestet werden [74].

6.2.3 Fetale Stimulation

Durch fetale Stimulation (manuell, akustisch, lichtoptisch, vibroakustisch) können die mit fetalen Tiefschlafperioden assoziierten, nicht reaktiven oder silenten FHF-Muster abgeklärt werden. Die Inzidenz dieser Muster kann durch die fetale Stimulation um 48 % reduziert werden. Damit wird die **Spezifität der CTG**- Interpretation erhöht.

Allerdings weist die Leitlinien-Kommission darauf hin, dass die metaanalytische Betrachtung randomisierter Studien in der Cochrane Database die Verbesserung des perinatalen Ergebnisses nicht nachweisen konnte [5], [9].

7 Tokografie

Im Rahmen dieses Buches wird die Möglichkeit der Interpretation des Kardiotokogramms auf der Basis des pathophysiologischen Wissens über die Wehentätigkeit vermittelt.

7.1 Messtechniken

Historisch wurde die Wehentätigkeit zunächst durch Physiologen untersucht. Professor Caldero Barcia charakterisierte mit seinen Mitarbeitern Alvares und Mendez in Montevideo die physiologischen Abläufe im Einzelnen mithilfe von invasiven Untersuchungstechniken. Der **regelrechte** Ablauf der **Muskelkontraktionen** und ihre Koordination sind die Voraussetzung für eine hinreichende **Sauerstoffversorgung** des Feten während der Geburt und für eine **geburtsmechanische Progression** (▸ Abb. 7.1) [42], [51].

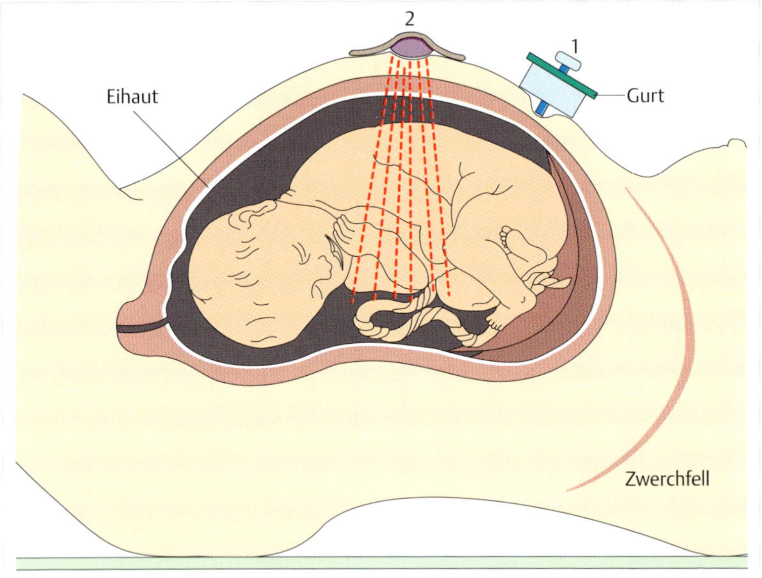

Abb. 7.1 Technik der Kardiotokografie. Die externe Ultrasonokardiografie nach dem Doppler-Prinzip erlaubt durch Autokorrelation eine der Schlag-zu-Schlag-Registrierung angenäherte Erfassung der fetalen Herzfrequenz (2). Die externe Tokografie zeichnet die Wehentätigkeit über einen mechanischen Sensor kontinuierlich und synchron auf (1) (Quelle: [51]).

Übersicht über die **Messmethoden** der Tokografie:

- extraamnial
  - transabdomineller Tokometer: Aktuelle in der Routine verwendete Methode mit **Tokometerstift,** der mit einem Gurt auf das Abdomen aufgeschnallt wird.
  - **Bläschen-Methode:** Ein mit Luft oder Wasser gefülltes Bläschen wird im Nabel mit Heftpflaster fixiert (historische Methode).
  - **intrauterine extraamniale Methode:** Messung mittels Wasser gefülltem Bläschenkatheter (historische experimentelle Technik)
  - **rektale** Druckmessung: historisch, heute obsolet
- intraamniale
  - **transabdominale intraamniale Druckmessung**: Durch eine Hohlnadel wird ein intrauteriner Druckkatheter eingelegt (historische, heute obsolete Methode).
  - **transzervikale intraamniale Druckmessung:** Nach ausreichender Muttermundseröffnung wird ein Katheter am kindlichen Kopf vorbei in die Amnionhöhle eingeführt. – die Messung erfolgt nach Verbindung mit einem Stetham-System Die intrauterine Druckmessung wird heute noch in Ausnahmefällen verwendet in denen eine quantitative Erfassung der Wehenparameter erforderlich erscheint.

Die Wehentätigkeit wird heute **in der Regel durch externe Überwachung** erfasst. Ein mechanischer Tokometer wird dazu mit einem Gurt am Abdomen im Fundusbereich fixiert (▸ Abb. 7.1). Die Wehen werden mit einem abdominalen Druck-Transducer (Druckaufnehmer) registriert. Eine intraamniale Druckableitung erübrigt sich im Regelfall auch in der Klinik bei der Geburt.

In Einzelfällen ist die **invasive Druckmessung** erforderlich, insbesondere bei erhöhtem Risiko (etwa nach Uterotomie) oder äußeren Umständen, die eine adäquaten externen Ableitung verhindern, wie z. B. eine Adipositas der Mutter (BMI > 30 kg/m^2).

Beachte

Während die transrektale Tokografie als obsolet gilt, wird die transzervikale intraamniale Technik bei entsprechender Indikation noch klinisch eingesetzt.

7.2 Physiologie der Wehe

Für das Verständnis der Wehenphysiologie ist die Kenntnis der biologischen Grundprinzipien eine Voraussetzung [41].

Die Abläufe der Entstehung des **bioelektrischen Potenzials** und der elektromechanischen Kopplung sind in ▶ Abb. 7.2 schematisch dargestellt.

Die hochdifferenzierte Zellmembran der Uterusmuskulatur besitzt die Fähigkeit der selektiven Permeabilität, sowie des aktiven Transports. Über **Natriumpumpen** kommt es zum Einstrom von Natrium und zum passiven Ausstrom von Kalium. Es entsteht eine **transmembranöse elektrische Spannung**, das Ruhepotenzial.

Die Membranaußenseite ist positiv, die Membraninnenseite negativ geladen. Das Membranpotenzial beträgt ca. - 90 mV. **Sinkt das Ruhepotenzial** bis auf einen **Schwellenwert ab**, ändert sich die Permeabilität der Membran. Depolarisation kann sich so stark beschleunigen, dass das Membranpotenzial positiv wird. Man spricht auch von **Overshoot**. Schließlich wird über die Natriumpumpen das Ruhepotenzial wieder hergestellt (▶ Abb. 7.2).

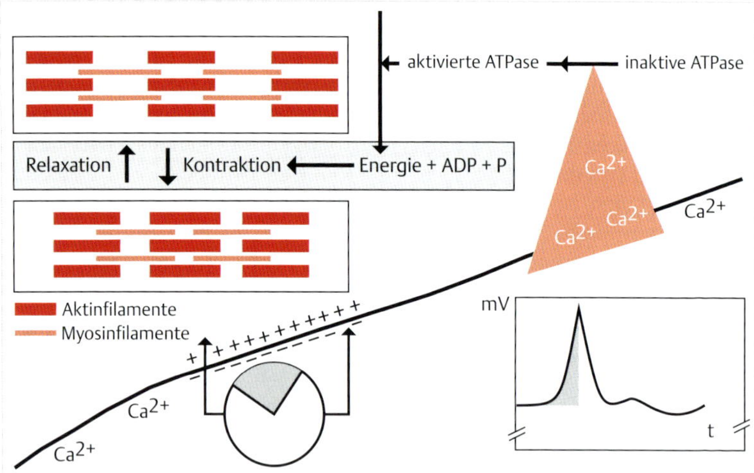

Abb. 7.2 Die Interaktion von Myosin, Aktin sowie ATP erfolgt beim Prozess der elektromechanischen Kopplung: Mit der Depolarisation der Membranen kommt es zum Einstrom von Kalziumionen. Die autonome Erregungsbildung, myogene Erregungsleitung sowie der spezifische Transportmechanismus zeichnen die Uterusmuskelzelle aus (Quelle: [41]).

7.3 Uterusmotilität

Das Verständnis der Physiologie der Wehentätigkeit basiert vor allem auf invasiven Messungen des intrauterinen Druckes. Solche Originalregistrierkurven legten die Pioniere der Tokografie schon im 19. Jahrhundert vor, z. B. Schatz [41].

Besonders Caldero Barcia untersuchte die **Physiologie der Wehentätigkeit** systematisch mit **invasiver Katheterdruckmessung**. Er maß einen Ruhedruck im Rahmen der Schwangerschaft zwischen 8 und 12 mmHg. Schon in der 20. SSW wurde dieser im Abstand von mehreren Stunden durch **Alvares-Wellen** und **Braxten-Hicks-Kontraktionen** unterbrochen [41] (▶ Abb. 7.3). Ab der 30. SSW werden die Abstände zwischen den Kontraktionen immer kürzer und der Druck steigt immer weiter an. **Ab einem Druck von 50 mmHg empfindet die Schwangere die Kontraktionen als schmerzhaft.**

Diese schmerzhaften Wehen, die den ganzen Uterus erfassen, werden als **Reifungswehen** bezeichnet. Schwankungen des intrauterinen Druckes um 2–3 mmHg, bei denen sich nur ein Teil des Uterus kontrahiert, ergeben einen wellenartigen Verlauf. Sie werden als **Alvares-Wellen** bezeichnet.

Laut Caldero Barcia sind **Uteruskontrakturen** ab einem Druck von ca. **20 mmHg** per **Palpation** zu erfassen.

M!

Merke

Uteruskontraktionen > 50 mmHg werden subjektiv als schmerzhaft wahrgenommen.

Als semiquantitatives Maß für die Kontraktionsstärke definierte Caldero Barcia die **Montevideo-Einheit** (ME). Sie errechnet sich aus dem Produkt aus der Wehenfrequenz (Anzahl pro 10 min) und der Intensität (mittlere Kontraktionsamplitude in mmHg). In der Frühschwangerschaft findet sich ein Wert von 10–25 ME. Mit Beginn der Eröffnungswehen (Muttermund > 2 cm) findet sich eine intrauterine Aktivität von 80–120 ME. Der durchschnittliche intrauterine Druck während der einzelnen Kontraktion liegt bei 40 mmHg (▶ Abb. 7.3).

In der späten Eröffnungsperiode steigt der Wert auf 200 ME bei ca. 4 Wehen in 10 Minuten mit einer Wehenstärke von ca. 50 mmHg. In der Austreibungsperiode werden Werte von bis zu 250 ME bei einer Amplitude von 60 mmHg erreicht. Der Basaltonus steigt in dieser Phase auf Werte über 12 bis zu 18 mmHg an (▶ Abb. 7.3).

In der **aktuellen klinischen Routine** wird die Uterusmotilität per nicht invasiver, **transabdomineller Tokografie** erfasst. Der mit einem Gurt befestigte **Tokometerstift** zeichnet zuverlässig die Uteruskontraktionen auf.

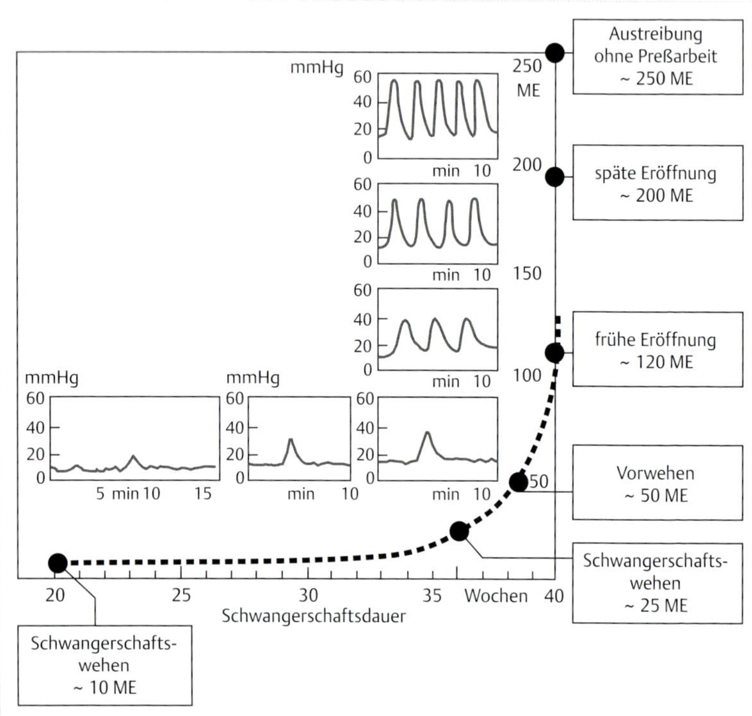

Abb. 7.3 Schematische Darstellung der Physiologischen Uterusmotilität in Abhängigkeit von der Schwangerschaftswoche nach Caldero Barcia. Nach der 20. SSW treten kurze, unregelmäßige Kontraktionen mit einem uterinen Druck von 15 mmHg auf, sog. Alvares-Wellen. Ab der 30. SSW werden die Abstände zwischen den Kontraktionen kürzer. Der Druck steigt während der Kontraktion auf ca. 30 mmHg an (Vor- oder Senkwehen). In der 39. SSW können Braxten-Hicks-Kontraktionen jeweils nach 10 Minuten auftreten und einen Druck von 50–60 mmHg erreichen. Dies wird in der Regel als schmerzhaft empfunden. ME = Montevideo-Einheit (Quelle: [41]).

Die kontinuierliche Erfassung der Wehentätigkeit durch interne Tokografie ist als exakte Methode für Ausnahmefälle reserviert. Lediglich eine Nebenrolle spielt die manuelle Palpation der Uterusmotilität. Die Wehendauer lässt sich nur abschätzen und erst ab einem intrauterinen Druck > 20 mmHg sind Kontraktionen zu ertasten (Partogramm).

M!

Merke

Die Methode der Wahl zur Messung der Wehentätigkeit ist die nicht invasive, transabdominelle Tokografie mit dem Tokometerstift.

7.4 Wehentypen

Der physiologische Ruhetonus der Uterusmuskulatur beträgt 8–12 mmHg. Die Druckänderungen während einer Wehe lassen sich einteilen in

- Crescente: Anstieg des intrauterinen Druckes,
- Akme: Gipfel des intrauterinen Druckes,
- Decrescente: Erschlaffung des Uterus.

Physiologisch lassen sich 3 Wehentypen unterschieden, die nach einem bestimmten Muster ablaufen [41] (▸ Abb. 7.4).

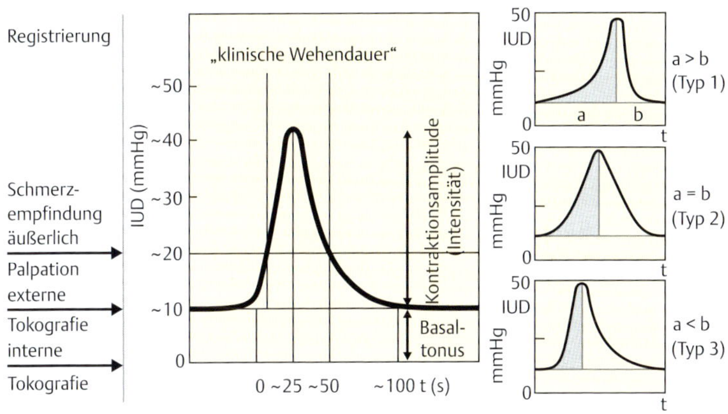

Abb. 7.4 Wehentypen. Typ 1: Allmählicher Druckanstieg vor und steiler Abfall nach der Akme. Dieser Wehentyp findet sich in 80 % der Eröffnungsperiode. Typ 2: Gleichmäßiges Crescente und Decrescente. Typ 3: Steiles Crescente und langsamer Abfall nach Überschreiten des Wehengipfels. Etwa 90 % der Wehen in der Austreibungsperiode mit Begünstigung des Geburtsfortschritts verlaufen nach diesem Muster. Die Uterusperfusion ist bei diesem Wehentyp am wenigsten eingeschränkt (Quelle: [41]).

Wehentypen

- Typ 1
  - allmählicher Druckanstieg vor der Akme
  - steiler Abfall nach der Akme
  - 80 % der Wehen in der Eröffnungsphase
- Typ 2
  - gleichmäßiges Crescente
  - gleichmäßiges Decrescente
  - gleichmäßig verteilt während der gesamten Geburt
- Typ 3
  - steiler Druckanstieg vor der Akme
  - langsamer Druckabfall nach der Akme
  - 90 % der für den Geburtsfortschritt förderlichen Wehen in der Austreibungsphase

Im Verlauf der Geburt ist Typ 1 immer seltener und Typ 3 immer häufiger zu beobachten. Typ 2 kommt seltener, aber gleich bleibend häufig über den gesamten Verlauf der natürlichen Geburt vor (▸ Abb. 7.5).

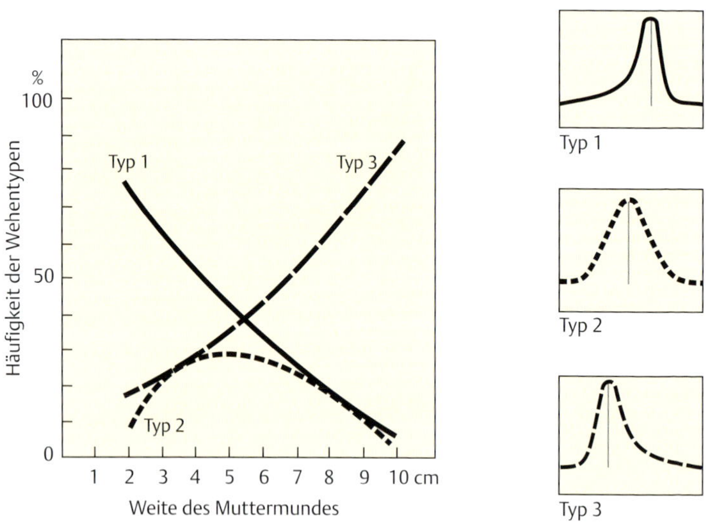

Abb. 7.5 Häufigkeit verschiedener Wehentypen während der Eröffnungsperioden und Austreibungsperiode nach Baumgarten (Quelle: [41]).

8 Pathologie der Uterusmotilität

Die Uterusmotilität beeinflusst die fetale Versorgung. Jede Kontraktion des Uterus führt zu einem intrauterinen Druckanstieg und vermindert die uteroplazentare Durchblutung. Überschreitet der Druckanstieg 20 mmHg wird nur der venöse Rückfluss beeinträchtigt. Ab 60 mmHg sistiert auch der arterielle Zufluss.

M!

Merke

Der normale Geburtsverlauf setzt eine koordinierte Uteruskontraktion mit einer Intensität von 30–50 mmHg in einer Frequenz von 2–5 Kontraktionen pro 10 min voraus [34].

8.1 Pathologie

Es wird zwischen einer **hypertonen** und einer **hypotonen** Mobilitätsstörung unterschieden (▸ Abb. 8.1).

▸ **Hypotone Mobilitätsstörung.** Bei der uterinen Hypoaktivität, Wehenschwäche, findet sich definitionsgemäß eine Kontraktionsamplitude von < 30 mmHg oder aber eine **Kontraktionsfrequenz** von **< 2 Wehen in 10 min**.

Im klinischen Alltag werden folgende Begriffe synonym zur Wehenschwäche verwendet:

- primäre oder sekundäre Wehenschwäche
- hypotone Wehenschwäche
- Oligosystolie
- hypotone Dystokie

Als therapeutische Maßnahme ist die Wehenaugmentation durch Infusion von Oxytocin indiziert.

Beachte

Bei einer hypotonen Mobilitätsstörung besteht die Gefahr der unzureichenden Geburtsprogression.

▸ **Uterine Hyperaktivität.** Bei der uterinen Hyperaktivität ist die koordinierte Wehentätigkeit erhalten. In der Eröffnungsperiode gelten eine gesteigerte Kontraktionsamplitude von > 50 mmHg sowie eine Wehenfrequenz von **> 5 Kontraktionen pro 10 min** als hyperaktiv.

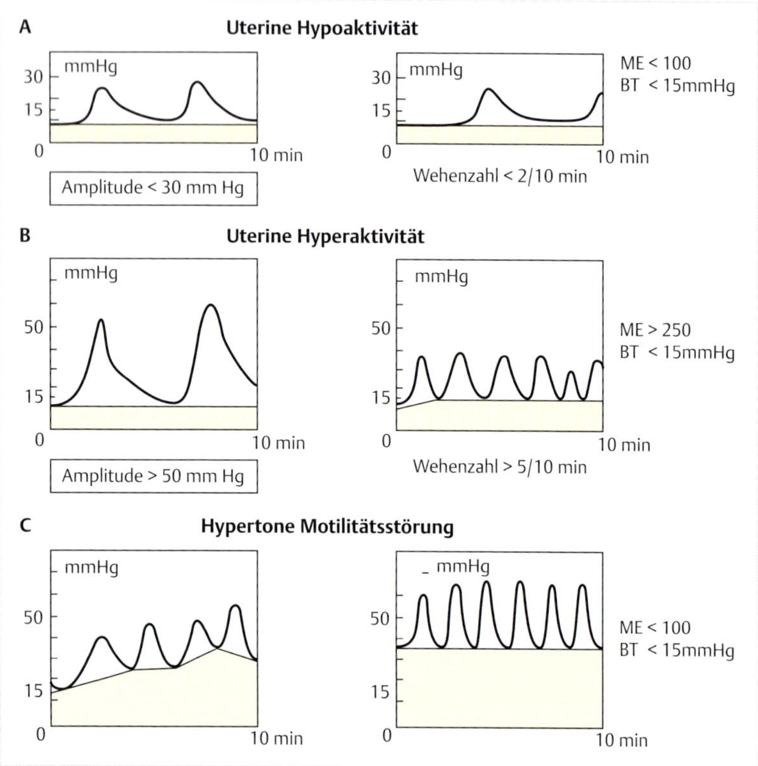

Abb. 8.1 Schematische Darstellung der uterinen Motilitätsstörung (uterine Hyperaktivität, hypertone Motilitätsstörung). ME = Montevideo-Einheit (Quelle: [41]).

Klinisch wird die uterine Hyperaktivität auch bezeichnet als

- Polysystolie,
- Dystokie.

▸ **Hypertone Motilitätsstörung.** Die hypertone Motilitätsstörung ist durch einen pathologisch **erhöhten Grundtonus** gegenzeichnet. Die häufigste Ursache ist eine Überdosierung von exogen zugeführtem Oxytocin.

Die Therapie besteht in der Beendigung der Oxytocininfusion und in der intravenösen Verabreichung von β-Sympathomimetika (25 µg Fenoterol i. v.) [51].

Beachte

Bei einer hypertonen Motilitätsstörung besteht die Gefahr der uterinen Perfusionsstörung und fetalen Hypoxie.

Die Sicht der Hebamme

Alternative Methoden der Wehenstimulation

Täglich werden in den Kreißsälen verschiedene hebammenspezifische, alternative Maßnahmen zur Wehenstimulation angewendet. Dazu gehören:

- geburtshilflicher Einlauf,
- homöopathische Medikamente,
- vorbereitende Akupunktur in der Schwangerschaft,
- Akupunktur zur Wehenförderung,
- spezielle Teemischungen,
- Baucheinreibungen mit wehenanregenden Ölen.

Der **geburtshilfliche Einlauf** stellt auch im heutigen Klinikalltag eine nicht zu unterschätzende Methode zur Wehenstimulierung dar.

Dazu wird 1 l lauwarmes Wasser wird mit 5 Tropfen **Wacholderöl** und 5 Tropfen **Eisenkrautöl** versetzt. Zur besseren Aufnahme über die Darmschleimhaut müssen diese Öle mit einer Fettverbindung in Kontakt gebracht werden.

Ein ausreichendes Anhalten der Flüssigkeit im Darm ist Voraussetzung für die Aufnahme der Essenzen in die Darmschleimhaut. Nur so kann man eine Wehenstimulation erwarten.

8

8.2 Medikamentöse Modulation

8.2.1 Oxytocin

Eine **Stimulation** der Uterusmotilität ist durch **Oxytocin** und **Prostaglandine** möglich [9].

In der Kardiotokografie ist die Infusion von Oxytocin im Rahmen der Geburtseinleitung und zur Unterstützung einer mangelnden Wehentätigkeit – primäre oder sekundäre Wehenschwäche – von Bedeutung.

Beachte

Eine hypertone Wehentätigkeit kann durch die Infusion von Oxytocin iatrogen verursacht sein.

Die Wirkung von Hypophysenhinterlappen-Extrakten wurde schon um 1900 beschrieben. Über den Einsatz von Präparaten durch intravenöse Dauertropfinfusion wird seit 1958 berichtet, die chemische Struktur des Proteohormons Oxytocin wurde erstmals 1953 beschrieben. Die ersten synthetischen Präparate standen 1955 zur Verfügung.

Oxytocin wird in den Zellen des Nucleolus supraopticus und Nucleolus paraventricularis gebildet und in der **Neurohypophyse** gespeichert. Hier wird es pulsativ sezerniert. Seine Halbwertzeit beträgt 3 Minuten. Oxytocin wirkt unmittelbar an der Uterusmuskelzelle und senkt das Ruhepotenzial durch Erhöhung der Kaliumionen-Konzentration die Steigerung der Leitfähigkeit der Membranen (▶ Abb. 8.2).

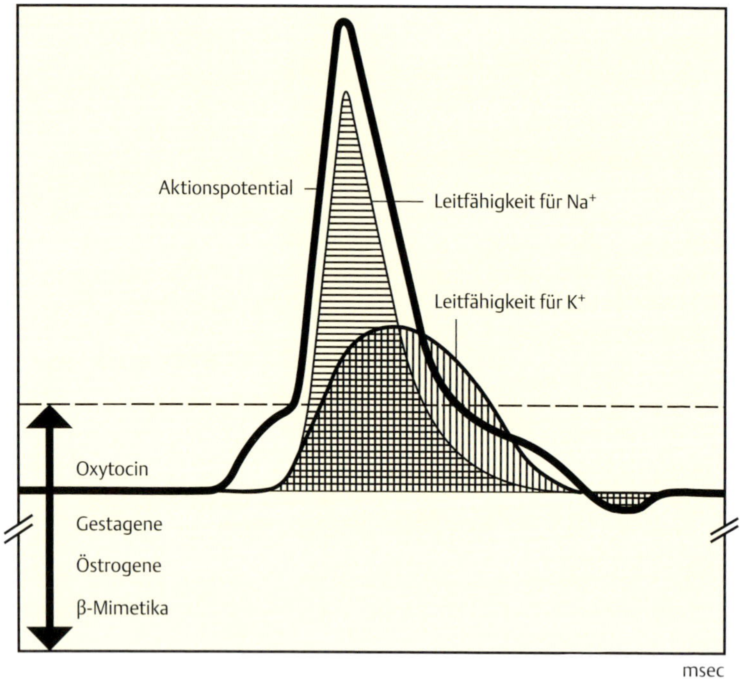

Abb. 8.2 Einfluss von Steroiden und Tokolytika auf die Erregungsbildung in der Uterusmuskulatur. Wehenaugmentation durch Oxytocin und Prostaglandine (Quelle: [41]).

Merke

Östrogene sensibilisieren, Progesteron desensibilisiert den Uterus für die Oxytocin-Wirkung.

Die **Rezeptordichte** steigt unmittelbar **vor der Geburt** auf das 3-fache des Wertes während der Schwangerschaft an. Während der Bindung von Oxytocin an den Oxytocin-Rezeptor im Myometrium kommt es zur Freisetzung von intrazellulärem Kalzium und damit zur direkten Induktion von Kontraktionen. Im weiteren Verlauf bilden sich Diacylglycerol (DAG) und Arachidonsäure (AA). Somit kommt es zur **Produktion von uterotonen Prostaglandinen** [51].

Die Applikation von Oxytocin wirkt sich direkt auf die Uterusmotilität aus: Wehenamplitude und -frequenz steigen an. Zudem erhöht sich der Grundtonus [41].

Klinisch ist wichtig, dass steigende Oxytocin-Dosen den Basaltonus stetig und linear erhöhen. Klinisch kann dieser schleichende Tonusanstieg im CTG übersehen und die Oxytocin-induzierte hypertone Wehentätigkeit nicht erkannt werden.

Der diaplazentare Gasaustausch kann reduziert sein.

Eine Infusion zur Unterstützung der Geburt soll mit 1–2 mE/min beginnen. Eine Überstimulation mit Oxytocin führt zum Anstieg des Basaltonus und gefährdet den Feten. Während einer Oxytocin-Infusion muss die Gebärende permanent kardiotokografisch überwacht werden mit besonderem Fokus auf den Tonus der Wehentätigkeit. Subpartual soll eine Applikation von mehr als 12 mE/min nicht überschritten werden.

An dieser Stelle sei auf die heute zur Verfügung stehenden Oxytocin-Rezeptorantagonisten zur Tokolyse hingewiesen.

Beachte

Gefährdung des Feten bei Oxytocin-Überstimulation durch Anstieg des Basaltonus!

Merke

Jede Patientin mit Oxytocin-Infusion ist kontinuierlich kardiotokografisch zu überwachen.

8.2.2 Prostaglandine

Prostaglandine sind Schlüsselenzyme, die wie Oxytocin eine stimulierende Wirkung auf den Uterusmuskel ausüben. Prostaglandine lösen durch intrazelluläre Erhöhung des Kalziums Kontraktionen aus und bewirken zudem eine **Vermehrung der Oxytocin-Rezeptoren** an der Muskelzelle [42] (▶ Abb. 8.2).

Von Bedeutung für den klinischen Alltag ist die **verzögerte Wirkung** der Prostaglandine. Erst 15–20 Minuten nach Applikation von Prostaglandinen setzt die Wehentätigkeit ein. Wenn Prostaglandine appliziert werden, ist eine kontinuierliche **kardiotokografische Überwachung über mindestens 2 Stunden erforderlich.**

In diesem Zusammenhang sei auf die Leitlinie der AWMF zu Applikationsformen von Prostaglandinen im Rahmen der Geburtseinleitung hingewiesen [10].

8.3 Medikamentöse Hemmung der Uterusmotilität

Ethylalkohol vermindert die Wehentätigkeit, indem er die Sekretion von Oxytocin aus der Neurohypophyse senkt. Die Substanz findet hier allein aus historischer Sicht Erwähnung. Eine klinische Anwendung in der Schwangerschaft ist obsolet, u. a. weil ein Blutalkoholspiegel von 1 Promille erreicht werden muss, um die Wehentätigkeit zu reduzieren [44].

Auf die Auswirkung von **Steroidhormonen**, insbesondere des Progesterons, auf das Ruhepotenzial wurde verwiesen (▶ Abb. 8.2).

Eine übersichtliche Darstellung der heute gebräuchlichen Tokolytika und ihrer klinischen Anwendung findet sich in der AWMF-Leitlinie zur Tokolyse (▶ Tab. 8.1) [11].

Im Rahmen der Geburtsüberwachung durch Kardiotokografie spielt insbesondere die Verabreichung von **β-Sympathomimetika** zur intrauterinen Reanimation eine Rolle (Fenoterol = Partusisten). Sie wirken über β-Rezeptoren im Bereich des Myometriums. Zusätzlich besitzen sie einen hemmenden Einfluss auf die Oxytocin- und Prostaglandin-Konzentration im mütterlichen Serum [41].

β-Sympathomimetika wirken nicht nur auf den Uterus, sondern auf glatte Muskulatur des gesamten Körpers. Daher soll möglichst eine Substanz mit hoher Uterusspezifität für den subpartualen Einsatz entwickelt werden.

Der spezifische **Oxytocin-Rezeptorantagonist** (Traktocile = Atosiban) wird derzeit allerdings **nicht** für den Einsatz **subpartual** empfohlen.

Tab. 8.1 Gebräuchliche Tokolytika und ihre klinische Anwendung [11].

Stoffgruppe	zur Tokolyse zugelassen	Nachgewiesen wirksam vs. Plazebo	Nebenwirkungen	Applikation	Kosten	Nachgewiesen wirksam vs. Tokolytikum	SW-Verlängerung (2–7 Tage) nachgewiesen	Dosierung
β-Sympathomimetika	Fenoterol (Partusisten®)	ja	+ + + als Bolustokolyse: * *	i. v.	mittel	ja	ja	über Perfusor/Infusomat Beginn: 2 µg/min. Steigerung um 0,8 µg alle 20 min (4 µg/min maximal) Bolustokolyse: 3–5 µg alle 3 min
Oxytocin-Rezeptorantagonisten	Atosiban (Tractocile®)	ja	+	i. v.	sehr hoch	ja	ja	über Perfusor/Infusomat 6,75 mg über 1 min (Bolus) 18 mg/h über 3 h = 300 µg/min 6 mg/h über 15–45 h = 100 µg/min
Kalzium-Antagonisten	nein	nein	+ bis + +	oral	niedrig	ja	ja (in direkten Vergleich mit anderen Tokolytika)	Nifedipin keine optimale Dosis definiert gebräuchlich: 10 mg alle 20 min bis zu 4-mal (Aufsättigung) 20 mg oral alle 4–8 h alternativ zur Aufsättigung Nifedipin retard (CR 30 oder CR 60) in 2–3 Dosen (maximal 150 mg/d)

Tab. 8.1 Fortsetzung

Stoffgruppe	zur Tokolyse zugelassen	Nachgewiesen wirksam vs. Plazebo	Nebenwirkungen	Applikation	Kosten	Nachgewiesen wirksam vs. Tokolytikum	SW-Verlängerung (2–7 Tage) nachgewiesen	Dosierung
Magnesium	Magnesiumsulfat	nein	+ + +	i. v.	mittel	nein	nein	über Perfusor/Infusomat 4–6 g als Bolus über 15–30 min 1–2 (–3) g/h
Indomethacin	nein	ja	+ (Mutter) + + + (Fetus)	oral, rektal	niedrig	ja	ja	oral/rektal: Beginn mit 50 mg, dann 25 mg alle 4–6 h rektal: 100 mg, dann oral 25 mg alle 4–6 h (nicht länger als 48 h, nur bis zur 32. SSW
NO-Donatoren	nein	Datenlage unzureichend	+ bis + +	transdermal	niedrig	ja/nein	Datenlage unzureichend	keine optimale Dosis definiert gebräuchlich: 1–2 Pflaster mit 10 mg/d bis 1–2 Pflaster mit 50 mg/d

8.4 Intrauterine Reanimation

In der **Akuttokolyse** muss schnell eine intrauterine Reanimation durchgeführt werden. Ein suspektes oder pathologisches CTG sub partu macht die unmittelbare Verfügbarkeit eines Boluspräparats für den Fall einer interkurrenten Störung notwendig.

Wird in der konkreten klinischen Situation im Kreißsaal eine kindliche Störung vermutet, werden 25 µg Fenoterol appliziert. Dies entspricht bei einer Konzentration von 100 µg/10 ml der Applikation von 2,5 ml vorbereiteter Lösung.

Nach 10 Minuten darf die gleiche Dosis von 25 µg noch einmal verabreicht werden.

Bevor mit der Akuttokolyse begonnen werden kann, müssen auf jeden Fall eventuelle Kontraindikationen der Mutter gegen β-Sympathomimetika abgefragt werden. Dazu zählt z. B. die maternale Herzvorschädigung durch eine Myokarditis.

Merke

M!

Praxistipp Partusisten (Fenoterol) 25 µg i. v.

Zur intrauterinen Reanimation werden 25 µg Fenoterol i. v. gegeben. Die richtige Dosis wird wie folgt hergestellt:

- Ampulle mit 0,5 mg/10 ml bereitstellen
  - Konzentration: 500 µg/10 ml
- 2 ml entnehmen
  - Konzentration: 100 µg/2 ml
- auf 10 ml verdünnen
  - Konzentration: 100 µg/10 ml, entsprechend 10 µg/ml
- 2,5 ml aufziehen

Konzentration: entsprechend 25 µg/2,5 ml. Somit entspricht 1 ml der so vorbereiteten Dosis 10 µg/ml.

Beachte

Vor der Akuttokolyse mütterliche Kontraindikationen gegen β-Sympathomimetika abfragen!

9 Definitionen als Basis der CTG-Befundung

Für die einheitliche Bewertung eines CTG mit möglichst niedriger Observer-Variabilität ist die genaue Kenntnis der Definitionen der zu beurteilenden Parameter unerlässlich.

9.1 Basalfrequenz

Definition

Basalfrequenz

Die Basalfrequenz oder auch Grundfrequenz ist die mittlere bis zu 10 Minuten beibehaltene Herzfrequenz (FHF) in Abwesenheit von Akzelerationen bzw. Dezelerationen in Schlägen pro Minute (SpM) [9], [32], [97], [98], [102], [103], [111].

Veränderungen der Basalfrequenz werden auch als langfristige fetale Herzfrequenzveränderungen bezeichnet.

Ab der > 22 + 0 SSW gilt ein Kind als lebensfähig. In dieser Phase beginnen die ersten CTG-Aufzeichnungen. Es findet sich eine stabile Herzfrequenz im oberen Normbereich (< 160 SpM). Im weiteren Verlauf der Schwangerschaft bis zum Termin (40 + 0 SSW) ist ein langsamer und stetiger Abfall der fetalen Herzfrequenz bis in den unteren Normbereich (> 110 SpM) zu verzeichnen (s. u.) [24], [71].

Die **Definition** der **Normbereichs der Basalfrequenz** variiert je nach Lehrbuch, Fachgesellschaft und nationaler bzw. internationaler Leitlinie.

So lehnen sich Göschen und Köpcke (2003) in ihrem Lehrbuch an den in älteren Lehrbüchern (z. B. Pschyrembel) festgesetzten Normalwert an. Sie definieren die Normokardie als fetale Herzfrequenz zwischen 120 und 160 Schlägen pro Minute [51].

Künzel legt den Normwert mit Blick auf die Bedeutung des basalen Herzfrequenzanstiegs als Frühzeichen einer fetalen Hypoxie niedriger fest. Im Künzel-Score ist die obere Grenze der normalen basalen Herzfrequenz mit 140 Schlägen pro Minute angegeben [74].

Das Lehrbuch von Parer (USA) definiert den Normbereich identisch zur Leitlinien-Kommission mit 110–160 Schlägen pro Minute [101] (▸ Abb. 9.1).

Schneider und Mitarbeiter legten nach Analyse wissenschaftlicher Studien den oberen Grenzwert der normalen Herzfrequenz des Feten auf 160 Schlägen

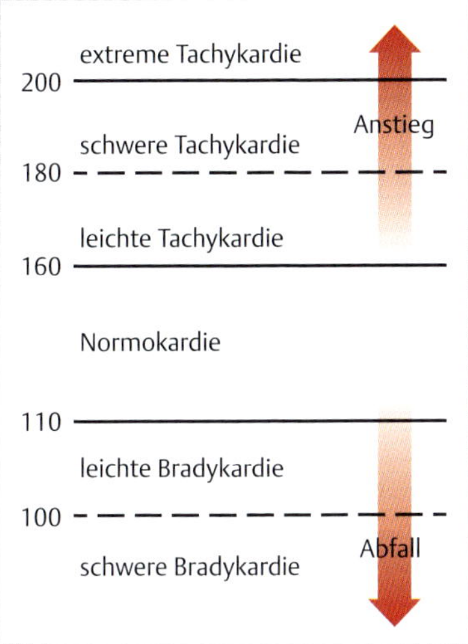

Abb. 9.1 Definition der normalen Herzfrequenz der Tachykardie und Bradykardie [9] (Quelle: [51]).

pro Minute fest. Diese Definition hat Eingang in die aktuellen Leitlinien Eingang gefunden [9], [24].

Eine leichte Tachykardie wird für einen Wert von > 160 bis 180, eine schwere Tachykardie zwischen > 180 SpM angegeben. Eine leichte Bradykardie wird bei Werten 100–109 SpM festgestellt eine schwere Bradykardie bei Werten unter < 100 Schlägen pro Minute (▸ Abb. 9.1).

Definition

Normale Herzfrequenz

Die normale Herzfrequenz des Feten wird mit 110–160 Schlägen pro Minute definiert [9], [24].

- leichte Tachykardie: > 160–180 SpM
- schwere Tachykardie > 180 SpM
- leichte Bradykardie 100–109 SpM
- schwere Bradykardie < 100 SpM

Merke

Die normale Herzfrequenz des Feten liegt in der 24 SSW im oberen in der 40 SSW im unteren Normbereich.

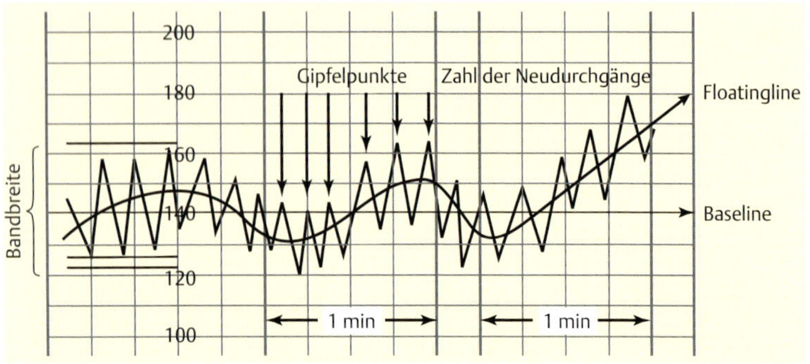

Abb. 9.2 Schematische Darstellung der Baseline und Floatingline des CTG (Quelle: [108]).

Die **Basalfrequenz** wird durch Schwankungen – **Floatingline** – moduliert und zeigt beim gut versorgten Feten Kurzzeitschwankungen, die die Nulllinie kreuzen. Die Anzahl dieser Nulldurchgänge beträgt physiologisch 2–5/min. Der Abstand der Gipfelpunkte (+,-) ergibt die Bandbreite der Kurzzeitschwankung s. u. (▸ Abb. 9.2).

9.2 Tachykardie

Definition

Tachykardie

Von einer Tachykardie wird gesprochen, wenn die Grundfrequenz des Feten oberhalb von 160 Schlägen pro Minute liegt. Bei einer leichten Tachykardie liegt die Herzfrequenz bei > 160 bis 180 Schlägen pro Minute, bei der schweren Tachykardie bei > 180 Schlägen pro Minute [138].

Beachte

Die Definition der Tachykardie gemäß der Leitlinien-Kommission entspricht nicht der Definition im FIGO-Score (Tachykardie nach FIGO bei > 150 Schläge pro Minute) [24], [40].

Eine Tachykardie im CTG-Befund erfordert die weitere Evaluation der Herzfrequenzaufzeichnung. Auf Phänomene wie Dezelerationen ist verstärkt zu achten (komplizierte Tachykardie) [49]. Besonderes Augenmerk ist auch auf **Oszillationseinschränkungen** zu legen.

Eine fetale Tachykardie von > 160 bei silenter Oszillation (< 5 SpM Bandbreite) ist pathologisch und abklärungsbedürftig. Der Ausschluss einer Hypoxie oder einer Infektion ist erforderlich.

Mit additiven Überwachungsmethoden, wie z. B. die Doppler-Sonografie, können die Ursachen einer fetalen Tachykardie weiter evaluiert werden. Dazu gehört der Ausschluss einer chronischen und einer subakuten **Hypoxämie** des Feten.

Andere Ursachen der fetalen Tachykardie sind die **Freisetzung von Katecholaminen** bei Hypoxie, die Zentralisation des fetalen Kreislaufs bei gleichzeitiger Abnahme der Blutdruckamplitude sein.

Eine fetale Tachykardie kann im Rahmen einer erhöhten mütterlichen **Körpertemperatur** auftreten. **Fieber der Mutter ist auszuschließen**. Bei Temperaturerhöhung der Mutter wird die Wärmeabgabe des Feten in Utero behindert. Die Plazenta und das Amnion sind die einzige effiziente Möglichkeit der Wärmeabgabe des Fetus ist. Durch die Steigerung der fetalen Herzfrequenz und der umbilikalen Durchblutung versucht der Fetus die Wärmeabgabe über die Plazenta zu erhöhen.

9

Ein kontinuierlicher Anstieg der fetalen Herzfrequenz kann auch auf die Gefährdung des Feten durch ein beginnendes Amnioninfektionssyndrom hindeuten. Eine **Amnioninfektion** muss ausgeschlossen werden. Dazu werden im mütterlichen Blut CRP und Leukozytenzahl bestimmt und die Körpertemperatur gemessen [49], [53].

Von besonderer Bedeutung sind fetale Tachyarrhythmien, die eine echokardiografische Differenzierung und gegebenenfalls Therapie erfordern (Kap. 16).

Beachte

Jogging Baby

Eine fetale Tachykardie kann auch bei kontinuierlichen Kindsbewegungen des Feten auftreten. Dieser **aktive Zustand** des Feten kann im Kinetogramm dargestellt werden (Kap. 12.6).

Das „Jogging Baby“ ist ein unbedenklicher physiologischer Zustand, der von den abklärungsbedürftigen Befunden unterschieden werden muss.

M!

Merke

Einer Zunahme der fetalen Herzfrequenz ist schon im Normbereich Beachtung zu schenken (etwa ein Anstieg von 120 auf einen Wert von 150 Schlägen pro Minute!). Sie kann ein früher Hinweis auf fetalen Sauerstoffmangel sein [74].

9.3 Bradykardie

Definition

Bradykardie

Unter einer Bradykardie versteht man einen Abfall der Grundfrequenz des Feten in den Bereich unterhalb des Normwertes –unterhalb von 110 SpM [9], [138].

9.3.1 Fetale Ursachen

Ein niedriger Wert der Basalfrequenz kann unterschiedliche Ursachen haben. Die fetale Bradykardie ist deshalb von klinisch außerordentlicher Bedeutung, weil sie für eine ausgeprägte **Hypoxie** des Feten im Rahmen einer uteroplazentaren Durchblutungsstörung stehen kann. Bei der Entstehung der Hypoxie spielen **Mechanorezeptoren** eine wichtige Rolle. Bei Sauerstoffmangel werden Katecholamine und Vasopressin freigesetzt. Dies führt zum Anstieg des Blutdrucks. Pressorezeptoren lösen dann über das parasympathische System eine Abfall der Herzfrequenz bis zur Bradykardie aus.

Die **biochemischen** und **myogenen Faktoren**, die bei fortschreitender Hypoxie zur Bradykardie führen, haben Parer und Mitarbeiter beschrieben [97], [98], [101].

Bevor eine zunehmende uteroplazentare Durchblutungsstörung zur Bradykardie führt, sind häufig annoncierende Veränderungen im CTG nachweisbar. Dazu gehören

- die Zunahme der Frequenz bis in den Bereich der Tachykardie,
- die Oszillationseinschränkung,
- wehenabhängigen Herzfrequenzveränderungen wie späte Dezelerationen [98].

Bei progredienter Störung der Sauerstoffversorgung des Feten besteht synchron zur präfinalen Bradykardie potenziell eine fortgeschrittene oder schwere

Azidose. Eine Bradykardie in Kombination mit einer eingeschränkten Oszillationsamplitude macht eine Hypoxie wahrscheinlich.

Die Bedeutung der Bradykardie bei geburtshilflichen Notfällen und die Implikation von Untersuchungen des Säuren-Basen-Haushalts (Fetalblutanalyse) sowie die klinischen Konsequenzen eines angemessenen geburtshilflichen Risikomanagement werden in den Behandlungspfade (Kap. 17.5) behandelt.

9.3.2 Maternale Ursachen

Eine mütterliche forcierte Hyperventilation beispielsweise aufgrund der Wehenschmerzen, löst als Nebeneffekt eine kindliche Bradykardie aus. Über die Kontraktion auch der uterinen Gefäße kommt es zur Perfusionsstörung mit den bekannten Folgen für den Fetus. Auf den pathophysiologischen Zusammenhang zwischen der Sauerstoffversorgung des Feten und der uterinen Durchblutung haben Künzel und Moll hingewiesen [74].

Das Vena-cava-Syndrom und auch eine orthostatische Dysregulation können zu einer Bradykardie führen. Diese Phänomene können unmittelbar durch das geburtshilfliche Team therapiert werden. Sie sind als prognostisch günstig anzusehen.

Auf die häufige Ursache der Oxytocin-Überstimulation mit dem Phänomen eines erhöhten Basaltonus wurde bereits hingewiesen. Als klinische Sofortmaßnahme muss Oxytocin-Infusion beendet werden. Außerdem kann die uteroplazentare Minderdurchblutung durch Gabe von Tokolytika beeinflusst werden.

M!

Beachte

Die iatrogene Oxytocin-Überdosierung verursacht 20 % der relevanten fetalen Gasstoffwechselstörung.

9.4 Dezelerationen

[ ]

Definition

Dezeleration

Dezelerationen sind durch eine Frequenzabnahme über maximal 3 Minuten gekennzeichnet. Die Definition der Dezeleration ist unabhängig von der Grundfrequenz des Feten vor Beginn der Dezeleration (normokard, tachykard, bradykard). Zu unterscheiden sind gleichförmige und ungleichförmige Dezelerationen (▸ Abb. 9.3).

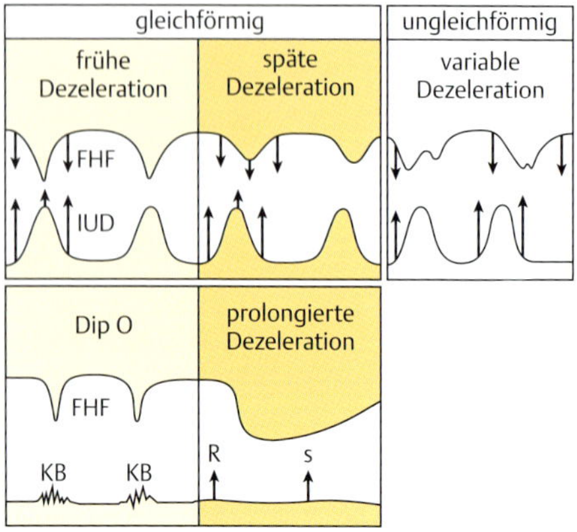

Abb. 9.3 Definition von gleichförmigen frühen und späten Dezelerationen, sowie variablen Dezelerationen und Dip 0 (Quelle: [108]).

M!

Merke

Pathophysiologie fetaler Dezelerationsmuster (nach [41]):

- frühe Dezeleration – übermäßiger Kopf–Zervix–Druck (KCD)
- variable Dezeleration – Nabelschnurkompression
- späte Dezeleration – uteroplazentare Insuffizienz, Perfusionsstörung (Vut)
- prolongierte Dezeleration – anhaltende Perfusionsstörung (Vut)

9.4.1 Frühe Dezeleration – Dip I

[ ]

Definition

Frühe Dezeleration

Frühe Dezelerationen (Dip I) sind uniforme, wehenabhängige, periodisch wiederholte Absenkungen der fetalen Herzfrequenz mit frühem Beginn mit der Wehe und Rückkehr zur Grundfrequenz am Ende der Wehe.

Frühe Dezelerationen entstehen durch

- eine übermäßige Kompression und Kopfdeformation mit zentraler Durchblutungsstörung und lokaler Hypoxie,
- eine Hemmung des Sympathikotonus, die zum Überwiegen des Vagotonus führt.

Als Folge findet sich im Kardiotokogramm eine **uniforme, wehensynchrone Verlangsamung** der **Herzfrequenz.** Fischer hat darauf hingewiesen, dass diese nicht in jedem Fall unbedenklich ist.

Der Herzfrequenzabfall bei einem pathologisch erhöhten Kopf-Zervix-Druck (KZD) wird als wehensynchrones Phänomen registriert [41].

Die Abklärung von regelmäßigen tiefen frühen Dezelerationen mit einem Frequenzabfall über 60 Schlägen pro Minute wird von Saling empfohlen. Dazu soll eine Fetalblutanalyse durchgeführt werden. Alternativ ist eine operative Entbindung einzuleiten.

M!

Merke

Die frühe Dezeleration (Dip I) ist durch Kopf- Kompression verursacht.

9.4.2 Späte Dezeleration – Dip II

[ ]

Definition

Späte Dezeleration

Unter späten Dezelerationen versteht man wehenabhängige, uniforme periodisch wiederholte Absenkungen der fetalen Herzfrequenz. Der Beginn der Dezeleration liegt zwischen der Mitte und dem Ende der Wehe, der Nadir mehr als 20 Sekunden nach dem Wehengipfel und die Rückkehr zur Grundfrequenz nach dem Ende der Wehe (► Abb. 9.3).

Als Grundlage für die klinische Reaktion auf die Störung teilte Kubli die späten Dezelerationen abhängig von der **Amplitude des Frequenzabfalls** ein. So wurde bei einem Abfall um weniger als 15 Schläge pro Minute von einer leichten, bei einem Abfall von 15–45 Schläge pro Minute von einem mäßigen und im Falle eines Abfalls um mehr als 45 Schläge pro Minute von einer schweren späten Dezeleration gesprochen.

In der **CTG-Leitlinie** wird die Definition des **FIGO-Scores** genutzt: Späte Dezelerationen zeigen entweder einen Abfall um mehr als 15 SpM oder aber um die Hälfte der Oszillationsamplitude.

M!

Merke

Späte Dezeleration: wehenabhängiger Abfall der Herzfrequenz.
- entweder > 15 SpM und > 15 s
- oder > ½ Oszillationsamplitude und > 15 s

Späte Dezelerationen können verursacht sein durch eine **Verminderung der uteroplazentaren Perfusion** im Rahmen einer Perfusionswiderstandserhöhung durch Kontraktur der Gebärmutter [96], [98]. Die Arbeitsgruppe von Wulf konnte experimentell zeigen, dass es bei Verminderung einer bereits präpathologischen antepartualen Uterusdurchblutung zu späten subpartualen Dezelerationen kommt [140].

Bei Störung der uterinen Perfusion wird wehenabhängig die Herzfrequenz mit einer Latenzzeit reduziert.

Die Ausbildung des späten Dezelerationsmuster ist vorwiegend durch biochemische Veränderungen mit Ansprechen der Chemorezeptoren verursacht.

M!

Merke

Die späte Dezeleration (Dip II) entsteht bei Störung der uterinen Perfusion.

9.4.3 Variable Dezeleration

Unter variablen Dezelerationen versteht man Dezelerationen, die variable in Form, Dauer und Tiefe und somit ungleichförmig, **nicht uniform** sind.

Sie treten in zeitlicher Abhängigkeit von Wehen auf und sind gekennzeichnet durch einen raschen Beginn und eine rasche Erholung.

Typischer Weise werden variable Dezelerationen verursacht durch **Nabelschnurkompression.** Zunächst initiiert die **Kompression der Vene** eine **Herzfrequenzbeschleunigung**.

Bei isolierter Kompression der V. umbilicalis kommt es zu einer Reduktion des Perfusionsdruckgradienten und einer Abnahme der umbilikalen Durchblutung. Die fetale Sauerstoffaufnahme ist in gleicher Weise eingeschränkt wie bei der Reduktion der uterinen Durchblutung.

Bei **Verschluss der Nabelarterie** werden durch die Widerstandserhöhung in der Kreislauf-Peripherie die Pressorezeptoren stärker gereizt. Dies führt unmittelbar zur **Herzfrequenzverlangsamung.**

Unter physiologischen Bedingungen ist die umbilikale Zirkulation vor Druckschwankungen im Amnion in der Regel geschützt. Beim vorzeitigen Blasensprung am Termin (**PROM**) oder nach **Amniotomie** entfallen diese schützenden Effekte – **variable Dezelerationen** werden **wahrscheinlicher.**

Zu beachten ist, dass bei einer Okklusion der umbilikalen Zirkulation die Sauerstoffsättigung in der V. umbilicalis weitgehend unverändert ist, während sie in der A. umbilicalis abfällt.

M!

Merke

Die variablen Dezelerationen entstehen durch Kompression von Nabelvene (initialen Akzeleration) und Nabelarterie (komplette Okklusion) und einen Druckanstieg im arteriellen System, der über Pressorezeptoren einen Herzfrequenzabfall herbeiführt.

M!

Merke

O_2-Sättigung in den Nabelschnurgefäßen bei Reduktion der umbilikalen Durchblutung:
- V. umbilicalis: weitgehend unverändert
- A. umbilicalis: fällt ab

Für die klinische Wertigkeit sind die **Zusatzkriterien** der variablen Dezelerationen von großer Bedeutung (▸ Abb. 9.4).

Nach dem FIGO-Score werden **variable atypische** Dezelerationen als **pathologisch** gewertet (Kap. 18). Zu den Zusatzkriterien zählen:
- Verlust des primären als auch sekundären Herzfrequenzanstiegs
- langsame Rückkehr zur Grundfrequenz nach Kontraktionsende
- verlängerte erhöhte Grundfrequenz nach der Wehe
- biphasische Dezeleration
- der Oszillationsverlust während der Dezeleration
- Fortsetzung der Grundfrequenz auf niedrigerem Niveau

Die Zusatzkriterien sind Maßgaben der Einteilung in atypische variable Dezelerationen im Score. Ihr Nachweis bedeutet die **Einordnung als pathologisches CTG.**

Zusatzkriterien bei variablen Dezelerationen	prognostisch ungünstiger
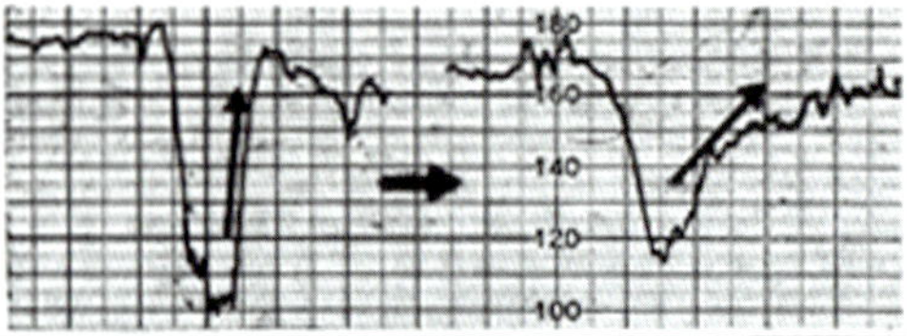	Abflachung der Anstiegssteilheit
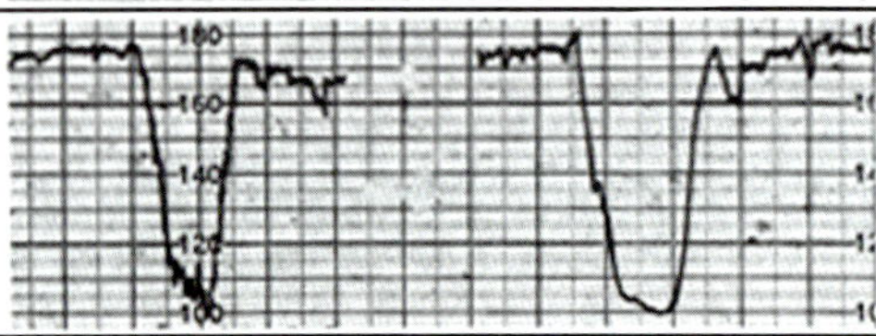	Oszillationsverlust in der Dezeleration
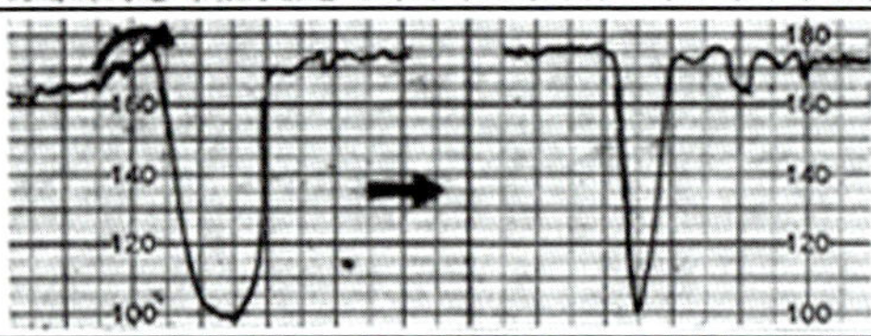	Verlust der initialen Akzeleration
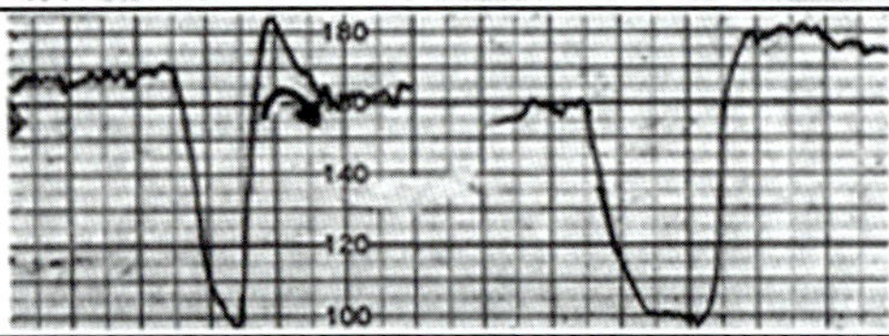	Fortbestehen der kompensatorischen Akzeleration
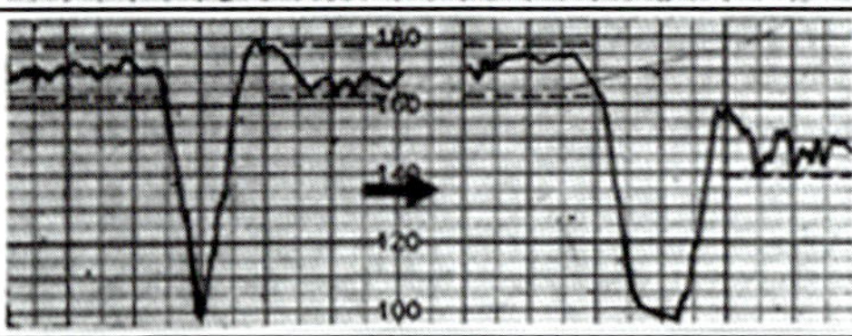	Nichterreichen der ursprünglichen Basalfrequenz
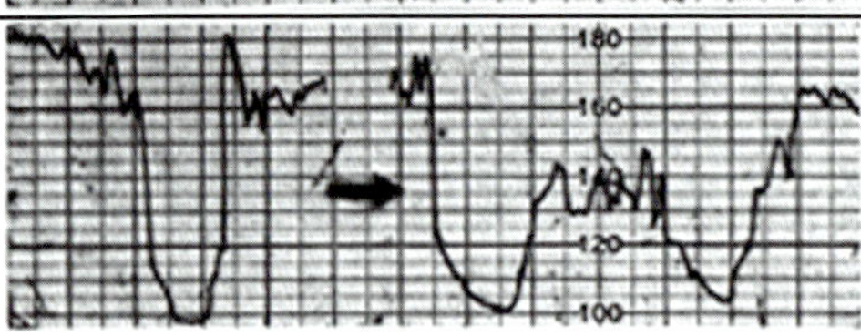	Auftreten von gedoppelten, verrundeten Dezelerationen

Abb. 9.4 Schema der Zusatzkriterien der variablen Dezelerationen (Quelle: [41]).

9.4.4 Spikes – Dip 0

Definition

Spikes (Dip 0)

Spikes (Dip 0) sind wehenunabhängige, sporadische Dezelerationen von bis zu 30 Sekunden Dauer.

Als Ursache gilt ein reflektorischer Vagusreiz verschiedener Genese. Es handelt sich normalerweise um einen harmlosen Befund, z. B. ausgelöst durch rhythmische Zwerchfellkontraktionen bei fetalem Singultus. Allerdings können Dip 0 auch ein früher Hinweis auf eine Nabelschnurumschlingung im Zusammenhang mit Kindsbewegungen sein [41] (▸ Abb. 9.3).

9.4.5 Prolongierte Dezeleration

Definition

Prolongierte Dezeleration

Die prolongierte Dezeleration lässt sich immer einem auslösenden Ereignis zuordnen (z. B. einer Dauerkontraktion). Sie kann Minuten andauern und nahtlos in eine Bradykardie übergehen. Sie hat die Form einer Wanne oder Schüssel. Mit der kausalen Behandlung des auslösenden Ereignisses verschwindet die prolongierte Dezeleration wieder.

Ein typisches auslösendes Ereignis ist das **Vena-cava-Kompressionssyndrom.** Sobald die Gebärende auf die Seite gelagert und der Blutfluss in der V. cava inferior wieder vollständig hergestellt ist, normalisiert sich die fetale Herzfrequenz wieder (▸ Abb. 9.3).

9.5 Akzelerationen

Definition

Akzeleration

Die Akzeleration ist definiert als ein Anstieg der Herzfrequenz von mehr als 15 Schläge pro Minute bzw. einen Anstieg um die Hälfte der Bandbreite über einen Zeitraum von mehr als 15 Sekunden. [105] (▸ Abb. 1.2).

Die Akzelerationen werden wie folgt bewertet:

- sporadische Akzelerationen = positives Zeichen, reaktives CTG (▶ Abb. 1.2)
- periodische Akzelerationen = suspektes Zeichen, hämodynamische Kompensation (Kap. 16, siehe ▶ Abb. 9.8)
- keine Akzelerationen = potenzielle Gefahr (Kap. 16)

Fehlen sporadische Akzelerationen über einen Zeitraum von mehr als **40 Minuten** spricht man von einem pathologischen, **nicht reaktiven CTG.**

Periodischen Akzelerationen bei jeder Wehe werden kindlichen Kompensationsmechanismen bei grenzwertiger Uterusdurchblutung zugeordnet. Dieses Phänomen geht unter Umständen weiteren Zeichen einer Hypoxie, wie etwa späten Dezelerationen, voraus.

Ein nicht reaktives CTG kann die Folge einer **Schlafphase des Feten** sein. Eine Abklärung kann durch einen Weckversuch durch **mechanische** oder aber **akustische Stimulation** erfolgen. Die Kommission weist darauf hin, dass es keine prospektiv randomisierte Interventionsstudie gibt, die eine Verbesserung des Outcomes durch den Einsatz von Stimulationsverfahren belegen und empfiehlt die Verlängerung der Registrierzeit.

M!

Merke

Die Leitlinien-Kommission empfiehlt bei einem nicht reaktiven CTG die Verlängerung der Registrierzeit.

9.6 Oszillation

9.6.1 Kurzzeitvariation

Definition

Kurzzeitvariation

Unter der Kurzzeitvariation (STV = Short Time Variation) versteht man die Variation der durchschnittlichen absoluten zeitlichen Differenz zwischen konsekutiven Herzschlägen. Sie ist nur computerisiert erfassbar[25], [26].

In der Regel wird die fetale Herzfrequenz heute mit dem Ultraschall-Doppler-Verfahren erfasst. In der grafischen Darstellung gelingt bei **Autokorrelation** eine a**ngenäherte Aufzeichnung der Schlag-zu-Schlag-Variabilität** [97], [103], [106].

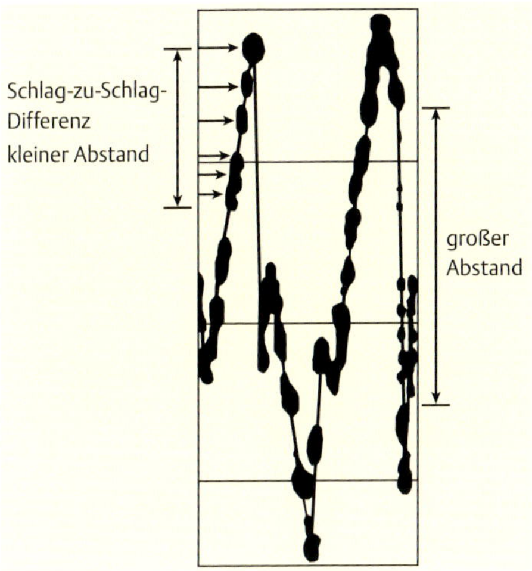

Abb. 9.5 Darstellung der Mikrooszillation bei Schlag-zu-Schlag-Registrierung. Die Mikrooszillation wird erst bei Vergrößerung sichtbar (Quelle: [108]).

9

Die auch als **Mikrofluktuation** bezeichnete Information ist für die Beurteilung des Zustands eines Feten außerordentlich wichtig, da ihre Reduktion eine beginnende fetale Hypoxie anzeigen kann. Wie in ▸ Abb. 9.5 dargestellt, ist der Abstand zwischen zwei aufeinanderfolgenden Schlägen des fetalen Herzens jeweils mit einem unterschiedlichen Zeitraster versehen. Erst bei Lähmung des vasomotorischen Zentrums im Rahmen von prognostisch ungünstigen Hypoxien entfällt diese Modulation der Schlag-zu-Schlag-Abstände [25], [128] (▸ Abb. 9.5).

Eine Erfassung der Schlag-zu-Schlag-Registrierung wie sie mit dem fetalen ECG ursprünglich grafisch dargestellt wurde, kann alternativ im Rahmen der Computer-Kardiotokografie auch bei Ultraschall-Doppler-Verfahren simuliert und ausgewertet werden [128].

9.6.2 Oszillationsfrequenz

Definition

Oszillationsfrequenz

Unter Oszillationsfrequenz versteht man die Anzahl der Oszillationen (Nulldurchgänge) pro Minute. Der Normalwert liegt bei 2–6 pro Minute.

9.6.3 Bandbreite, Oszillationsamplitude

Definition

Bandbreite, Oszillationsamplitude

Die Bandbreite oder Oszillationsamplitude ist definiert als die Höhe der Oszillationsausschläge. Gemessen wird die SpM-Differenz zwischen höchster und tiefster SpM in der auffälligsten Minute innerhalb des 30-minütigen Registrierstreifens.

Als **normal** wird eine Bandbreite von > 5 SpM und < 25 SpM charakterisiert. Nach dem FIGO-Schema wird demnach ein eingeschränkt undulatorisches (5–10 SpM) oder undulatorisches Kardiotokogramm (10–25 SpM) als unauffällig definiert [111] (▸ Abb. 9.6).

Als **suspekt** gilt ein Kardiotokogramm, wenn eine Bandbreite von < 5 SpM über eine Zeitraum von über 40 min, aber unter 90 min auftritt. Mit dieser Eingrenzung wird der Möglichkeit Rechnung getragen, dass der Fetus sich in einer Ruhe- oder Schlafphase befinden könnte. Mögliche Medikamenteneffekte sollen beachtet werden [134].

9

Auch ein **saltatorisches CTG** mit einer Bandbreite von > 25 SpM gilt als suspekt [9].

Ein **pathologisches** CTG ist bei einer Bandbreite von < 5 SpM über einen Zeitraum von > 90 min gegeben (▸ Abb. 9.6).

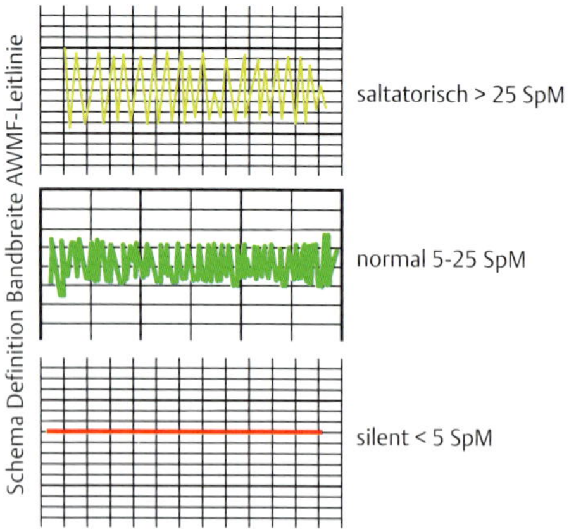

Abb. 9.6 Darstellung der Oszillationsamplitude. Saltatorisch: > 25 SpM, undulatorisch: > 5 SpM und < 25 SpM, silent: < 5 SpM.

9.7 Sinusoidaler Verlauf

Definition

Sinusoidaler Verlauf

Von einem sinusoidalen Verlauf spricht man bei einer Langzeitschwankung der Grundfrequenz, die wie eine Sinuswelle aussieht. Das glatte, undulierende Muster von mindestens 10 Minuten besitzt eine relativ fixe Wiederkehr.

Sinusoidales CTG: Langzeitschwankung der Grundfrequenz mit einer Wiederkehr 2–3 pro Minute [41] (▸ Abb. 9.7).

Ein sinusoidaler Verlauf kann ein Hinweis auf eine fetale Anämie (Evaluation des Flow in der Arteria cerebri media, ACM) oder aber eine Hypoxie sein (▸ Abb. 9.7).

Beachte

Ein sinusoidales CTG-Muster kann ein Hinweis auf eine unmittelbar bestehende Gefahr für den Fetus sei, z. B. Hypoxie, Anämie des Feten (Kap. 16).

9

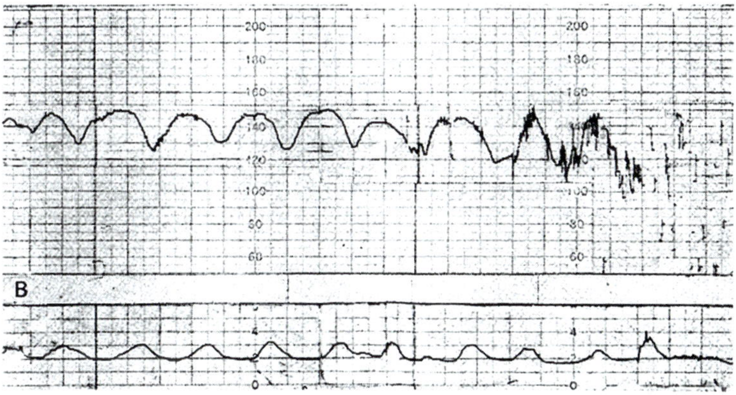

Abb. 9.7 Registrierung eines sinusoidales CTG. Kennzeichen ist die fehlende Oszillation sowie eine sinusförmige Modulation der Grundfrequenz mit regelmäßiger Wiederkehr. Präfinale Endrundung der Umkehrpunkte (Quelle: [41]).

9.8 Serielle CTG-Veränderung

Die langsam **progrediente Versorgungsstörung** führt unter Umständen zu einer Sequenz mit für eine Hypoxie typischen, zunächst nur annoncierenden periodischen Alterationen. Sie zeigen die fetale **Kompensation** der Versorgungsstörung an: **Tachykardie** und **periodische Akzelerationen.**

Sodann kommt es im Rahmen des Fetal Distress zur **Dekompensation**. Im CTG zeigt sich diese Hypoxie durch **späte Dezelerationen** und **Bradykardie** (▶ Abb. 9.8).

> **Merke**
>
> M!
>
> CTG-Zeichen der langsam progredienten Versorgungsstörung (Hypoxie):
> - kompensiert: Tachykardie, periodische Akzelerationen
> - dekompensiert: späte Dezelerationen, Bradykardie

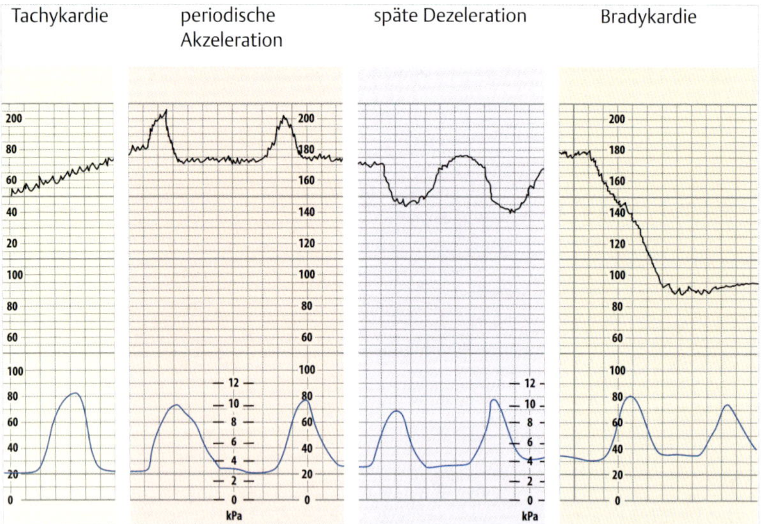

Abb. 9.8 Schema: CTG-Sequenz bei progredienter Störung des fetalen Gasstoffwechsels. Kompensation: Anstieg der Herzfrequenz, periodische Akzelerationen. Dekompensation: späte Dezelerationen, eingeschränkte Variabilität, Bradykardie.

10 CTG- Score-Systeme

Der modifizierte **FIGO-Score** wird in diesem Buch detailliert beschrieben und mit früher in der Geschichte der Perinatalmedizin verwendeten Scores zur Interpretation des CTG verglichen. Ein Zusammenhang zwischen dem Ergebnis des subpartualen FIGO-Scores und der neurologischen Entwicklung der Kinder nach der Geburt ist in evidenzbasierten Studien belegt [4], [136] (**EL IIb**).

Die Variabilität bei der **Beurteilung** eines **CTG** zeigt trotz exakter Definition der Phänomenologie der Herzfrequenzmuster eine **große Varianz** [15] [40] [85] [86]. Nicht nur verschiedene Untersucher kommen in ihren Auswertungen aufgrund ihres unterschiedlichen Ausbildungsstands oder ungleicher perinatologischer Schulung (Inter-Observer-Variabilität) zu differierenden Ergebnissen. Auch derselbe Untersucher bewertet ein CTG zu unterschiedlichen Zeitpunkten nicht unbedingt gleich (Intra-Observer-Variabilität).

Von einem **normalen Kardiotokogramm** kann gesprochen werden, wenn

- die Basalfrequenz im Normbereich liegt,
- hinreichend häufig Akzelerationen bei Fehlen von Dezelerationen registriert werden,
- die Bandbreite in normalem Umfang variiert (Ausschluss eines silenten und saltatorischen Musters),
- ein sinusoidaler Verlauf ausgeschlossen ist.

10

Um die **Reproduzierbarkeit** der Befunde zu verbessern, empfiehlt die FIGO bei auffälligen CTG eine **Score-Einteilung** der Befunde.

M!

Merke

Die FIGO empfiehlt die CTG-Auswertung mit Score-Systemen, um die Reproduzierbarkeit zu erhöhen.

10.1 Kubli-Score

In Deutschland wurde ein semiquantitatives Beurteilungsschema nach Kubli für die klinische Anwendung des Kardiotokogramms sub Partum empfohlen. Es berücksichtigt die Parameter Bandbreite < 5 SpM sowie Bandbreite < 10 SpM. Die Definitionen des Kubli-Scores gelten bei CTG-Aufzeichnungen mit und ohne Wehen. Dezelerationen, die während der Wehentätigkeit auftreten, werden in die Wertung einbezogen [51].

10.2 Hammacher-Score

Von historischer Bedeutung in Deutschland ist insbesondere der Score nach Hammacher, dem Inaugurator der Kardiotokografie. Er berücksichtigt die Veränderungen der Baseline und der Floatingline ebenso wie die Phänomene der Fluktuation und Oszillation [51].

Der Hammacher-Score wurde in wissenschaftlichen Untersuchungen verwendet [41]. Die Auswertung des Kardiotokogramms anhand des Bewertungsschemas ist aufwendig und erfordert einen hohen Zeitaufwand (Kap. 18, ▸ Abb. 18.1).

10.3 Fischer-Score

Der in Deutschland am weitesten verbreitete Score wurde von Fischer für das **antepartuale CTG** konzipiert. Er berücksichtigt neben Basalfrequenz und Oszillation auch wehenabhängige CTG-Muster [41] (Kap. 18, ▸ Abb. 18.2).

10.4 Künzel-Score

Künzel hat für die klinische Anwendung einen Score vorgeschlagen, der

- Basalfrequenz (Beachtung einer ansteigenden Basalfrequenz über Werte von 140 SpM),
- Oszillationsamplitude,
- Langzeitschwankungen,
- Akzelerationen,
- Dezelerationen

über einen Zeitraum von 30 Minuten berücksichtigt [74].

10.5 FIGO-Score, AWMF-Score

10.5.1 Bedeutung

Der FIGO-Score wird als einziger international akzeptiert. Er gilt in seiner aktuellen Fassung von 2012 als Grundlage für die Leitlinien-konforme Interpretation des Kardiotokogramms mit einem Score-System [9], [40].

M!

Merke

Die deutsche CTG-Leitlinien-Kommission schlägt der AWMF die Verwendung eines Score-Systems vor, das einer Modifikation des FIGO-Scores unter Berücksichtigung der Empfehlung der ACOG und des RCOG entspricht [40], [119].

Im **FIGO-Schema entfällt** eine Wertung der **Oszillationsfrequenz**. In diesem Punkt unterscheidet es sich vom von Fischer für die antepartuale Situation konzipierten Schema. Fluktuationen der fetalen Grundfrequenz treten 3- bis 5-mal pro Minute auf. Bei pathologischem FIGO-Score ist die postnatale Morbidität erhöht.

Beachte

Die Evidenz der oben genannten Kriterien ist erst nach der 34. **SSW** gesichert [40].

10.5.2 Klassifikation

Die Bewertung der **fetalen Herzfrequenz** erfolgt aufgrund von 4 Parametern:

- Grundfrequenz
- Bandbreite
- Dezeleration
- Akzeleration

Die **Klassifikation eines Kardiotokogramms** in der Bewertung und Interpretation durch die Leitlinie ergibt aufgrund des Scores folgende Einteilung (▶ Tab. 10.3):

- **normal** (N)
    - Alle 4 Parameter sind normal.
    - Es besteht kein Handlungsbedarf.
- **suspekt** (S)
    - Ein Parameter ist suspekt, alle anderen sind normal.
    - Handlungsbedarf: konservativ. Die Befunde müssen überprüft werden.
- **pathologisch** (P)
    - Ein Parameter ist pathologisch oder 2 oder mehr sind suspekt.
    - Handlungsbedarf: konservativ oder invasiv-operativ.

M!

Merke

Im FIGO-Score werden CTG-Befunde mit 2 und mehr suspekten Parametern als pathologisch gewertet.

2 x S = P

Grundfrequenz

Die Grundfrequenz ist die mittlere über mindestens 10 Minuten beibehaltene fetale Herzfrequenz ohne Akzelerationen bzw. Dezelerationen, gemessen in Schlägen pro Minute (SpM) (▶ Tab. 10.1).

- normale Grundfrequenz: 110–160 SpM
- leichte Bradykardie: 100–109 SpM
- leichte Tachykardie: 161–180 SpM
- schwere Bradykardie: < 100 SpM
- schwere Tachykardie: > 180 SpM

Im Bereich der fetalen Unreife liegt die mittlere fetale Herzfrequenz (FHF) während der Registrierung eher im oberen Streubereich. Ein zunehmender Anstieg der fetalen Herzfrequenz muss besonders beachtet werden [9], [74].

Beachte

Terminologie der Grundfrequenz

- Definition der Tachykardie ohne gleichzeitige Akzeleration
- Fetale Unreife mit fetaler Herzfrequenz im oberen Streubereich
- Zunehmender Anstieg der fetalen Herzfrequenz (Hypoxiezeichen)

Bandbreite, Fluktuation

Die Bandbreite (Variabilität) ist die Differenz zwischen höchster und tiefster Fluktuation in der auffälligsten Minute innerhalb des 30 minütigen Registrierstreifens. Sie wird in SpM gemessen (▶ Tab. 10.1).

- **normal**
  - > 5 SpM und < 25 SpM im kontraktionsfreien Intervall
- **suspekt**
  - > 25 SpM
  - < 5 SpM über > 40 min und < 90 min

- **pathologisch**
  - < 5 SpM über > 90 min (entspricht Silenz > 1½ h)

Fluktuation der fetalen Grundfrequenz treten 2- bis 5-mal pro Minute auf.

Akzeleration

Akzelerationen sind definiert als ein Anstieg der fetalen Herzfrequenz um 15 SpM bzw. eine halbe Bandbreite über einen Zeitraum von 15 Sekunden (▸ Tab. 10.1).

- **normal**
  - 2 Akzelerationen in 20 min
- **suspekt**
  - periodisches Auftreten mit jeder Wehe
- **pathologisch**
  - keine Akzelerationen über 40 min

> **Beachte**
>
> In der AWMF-Leitlinie wird zwischen sporadischen Akzelerationen, etwa nach Kindsbewegungen, und periodischen Akzelerationen mit jeder Wehe unterschieden.

Ein Auftreten mit jeder Wehe, periodische Akzelerationen, ist gemäß der Pathophysiologie als eine Kompensation einer Störung der Sauerstoffversorgung bei minderer Perfusion des Uterus in der Wehe zu werten.

Dezeleration

Eine Dezeleration wird als ein Abfall der Herzfrequenz von > 15 SpM oder aber bei reduzierter Bandbreite der Hälfte der Bandbreite über einen Zeitraum von 15 Sekunden definiert (▸ Tab. 10.1, ▸ Tab. 10.2).

Frühe Dezelerationen: Uniforme, wehenabhängige, periodische Absenkung der fetalen Herzfrequenz. Sie beginnen früh in der Wehe und kehren am Ende der Wehe zur Grundfrequenz zurück.

Variable Dezelerationen sind in Form, Dauer und Tiefe sowie zeitlich abhängig von der Wehentätigkeit. Es kommt intermittierend, periodisch wiederholt zur Absenkung der Herzfrequenz (rascher Beginn und rasche Erholung). Sie können isoliert auftreten. In Verbindung mit definierten Zusatzkriterien werden sie als pathologisch eingestuft (s. u.).

Verlängerte Dezelerationen: Der Abfall der Grundfrequenz dauert bis zum 90 s. Die Gesamtdauer kann bis zu < 3 min betragen.

Späte Dezeleration: Uniforme, wehenabhängige, periodisch wiederholte Absenkung der Herzfrequenz. Sie beginnt zwischen Mitte und Ende der Wehe. Der Nadir liegt 20 s hinter dem Wehengipfel. Rückkehr zur Grundfrequenz nach Ende der Wehe. Bei einer Bandbreite von < 5 SpM sind die Dezelerationen auch bei < 5 SpM gültig.

- **normal**
  - keine Dezelerationen
- **suspekt**
  - frühe Dezelerationen
  - variable Dezelerationen ohne Zusatzkriterien
  - verlängerte Dezelerationen
- **pathologische**
  - atypische variable Dezelerationen mit **zusätzlichen Merkmalen**:
    - Verlust des primären bzw. sekundären Herzfrequenzanstiegs
    - langsame Rückkehr zur Grundfrequenz nach Kontraktionsende
    - verlängerte erhöhte Grundfrequenz nach der Wehe
    - biphasische Dezeleration
    - Oszillationsverlust während der Wehe
    - Fortsetzung der Grundfrequenz auf niedrigerem Niveau
  - späte Dezelerationen

Sinusoidales Muster

Langzeitschwankung der Grundfrequenz, die einer Sinuswelle gleicht. Das glatte undulierende Muster von mindestens 10 Minuten besitzt eine relativ fixe Wiederkehr von 3–5 Zyklen pro Minute und eine Amplitude von 5–15 SpM. Eine Grundfrequenzvariabilität ist nicht (▸ Tab. 10.1).

10.5.3 Klassifizierungsschemata

Schemata zur Bewertung der fetalen Herzfrequenz, einzelner Parameter der Herzfrequenz und der Gesamtklassifikation des Kardiotokogramms zeigen (nach FIGO) ▸ Tab. 10.1, ▸ Tab. 10.2 und ▸ Tab. 10.3.

Tab. 10.1 Einzelparameter der fetalen Herzfrequenz (FHF) mit Bewertungsschema.

Terminologie		Definition
Grundfrequenz (SpM)		• mittlere über mindestens 5–10 Minuten beibehaltene FHF in Abwesenheit von Akzelerationen bzw. Dezelerationen in Schlägen pro Minute (SpM) • bei fetaler Unreife im oberen Streubereich • Ein trendmäßig zunehmender Anstieg der FHF muss besonders beachtet werden!
	Normalbereich	• 110–160 SpM*
	leichte Bradykardie	• 100–109 SpM
	leichte Tachykardie	• 161–180 SpM
	schwere Bradykardie	• < 100 SpM
	schwere Tachykardie	• > 180 SpM
Bandbreite (Variabilität) (SpM)		• Fluktuationen der fetalen Grundfrequenz • treten 3–5-mal pro Minute auf • SpM-Differenz zwischen höchster und tiefster Fluktuation in der auffälligsten Minute innerhalb des 30-minütigen Registrierstreifens
	normal	> 5 SpM im kontraktionsfreien Intervall
	suspekt	• < 5 SpM über > 40 Minuten aber < 90 Minuten oder • > 25 SpM
	pathologisch	• < 5 SpM über > 90 Minuten
Akzelerationen		• Anstieg der FHF > 15 SpM • Anstieg der FHF > ½ Bandbreite und > 15 s
	normal	• 2 Akzelerationen innerhalb von 20 Minuten
	suspekt	• periodisches Auftreten mit jeder Wehe
	pathologisch	• keine Akzeleration über > 40 Minuten
Dezelerationen		• Abfall der FHF > 15 SpM bzw. > ½ Bandbreite und > 15 s
	frühe	• uniforme, wehenabhängig periodisch wiederholte Absenkung der FHF • früher Beginn mit der Wehe • Rückkehr zur Grundfrequenz am Ende der Wehe
	späte	• uniforme, wehenabhängig periodisch wiederholte Absenkung der FHF • Beginn zwischen Mitte und Ende der Wehe • Nadir > 20 s nach Wehengipfel

Tab. 10.1 Fortsetzung

Terminologie		Definition
		• Rückkehr zur Grundfrequenz nach dem Ende der Wehe • wenn Bandbreite < 5 SpM, auch Dezelerationen < 15 SpM gültig
	variable	• variabel in Form, Dauer, Tiefe und zeitlicher Abhängigkeit von Wehen • intermittierend/periodische wiederholte Absenkung der FHF mit raschem Beginn und rascher Erholung • isoliertes Auftreten möglich (in Verbindung mit Kindsbewegungen)
	atypische variable	variable Dezelerationen mit einem der zusätzlichen Merkmale: • Verlust des primären bzw. sekundären FHF-Anstiegs • langsame Rückkehr zur Grundfrequenz nach Kontraktionsende • verlängert erhöhte Grundfrequenz nach der Wehe • biphasische Dezeleration • Oszillationsverlust während der Dezeleration • Fortsetzung der Grundfrequenz auf niedrigerem Level
	verlängerte	• abrupter Abfall der FHF unter die Grundfrequenz um mind. 60–90 s • pathologisch, wenn länger als 2 Wehen bzw. > 3 min anhaltend
sinusoidales Muster		• Langzeitschwankung der Grundfrequenz wie Sinuswelle • glattes, undulierendes Muster • Dauer mind. 10 min • relativ fixe Wiederkehr von 3–5 Zyklen/min • Amplitude: 5–15 SpM ober- und unterhalb der Grundfrequenz • Grundfrequenzvariabilität nicht nachweisbar

* Modifikation der FIGO-Definition Normbereich der Basalfrequenz 110–160 (stall 110–150) [9], [24], [111].

Tab. 10.2 Bewertung der Einzel-Parameter der FHF (nach FIGO).

Parameter	Grund-frequenz (SpM)	Bandbreite (SpM)	Dezelerationen	Akzelerationen
normal	110–160	≥ 5	keine[1]	vorhanden, sporadisch[2]
suspekt	100–109 161–180	< 5 ≥ 40 min > 25	frühe/variable einzelne verlängerte bis 3 min	vorhanden, periodisch (mit jeder Wehe)
pathologisch	< 100 > 180 sinusoi-dal[3]	< 5 ≥ 90 min	atypische variable späte einzelne verlänger-te > 3 min	fehlen > 40 min (Bedeutung noch unklar)

[1] FHF-Dezelerationsamplitude ≥ 15 SpM, Dauer ≥ 15 s; [2] FHF-Akzelerationsamplitude ≥ 15 SpM, Dauer 15 s; [3] sinusoidale FHF: ≥ 0 SpM, Dauer ≥ 10 min.

Tab. 10.3 FHF-Klassifikation. Einteilung in normal, suspekt und pathologisch einschließlich Handlungsbedarf (Quelle: [38]).

Kategorie	Definition
normal	alle 4 Beurteilungskriterien normal (kein Handlungsbedarf)
suspekt	mindestens ein Beurteilungskriterium suspekt und alle anderen normal (Handlungsbedarf: konservativ)
pathologisch	mindestens ein Beurteilungskriterium pathologisch bzw. 2 oder mehr suspekt (Handlungsbedarf: konservativ und invasiv)

Die Sicht der Hebamme

Beurteilung eines CTG

Bei der Beurteilung eines CTG empfiehlt sich eine **schrittweise Vorgehensweise.**

1. Schritt:

Sich einen allgemeinen Überblick zu verschaffen. Dabei ist es hilfreich, folgende Fragen zu klären:

- Wo ist die Baseline?
- Liegen allgemeine Herztonabfälle vor?
- Sehen wir Akzelerationen?
- Fällt eine enge Oszillation auf?
- Sind Wehen und Kindsbewegungen aufgezeichnet?

2. Schritt:

Erst jetzt suchen wir uns die 10 Minuten der Aufzeichnung mit den meisten suspekten oder pathologischen Ereignissen heraus.

3. Schritt:

Wir führen alle beurteilten Aspekte zusammen und finden eine Gesamtbeurteilung nach den Kriterien: „normal" (N), „suspekt" (S) oder „pathologisch" (P).

Technische Probleme der CTG-Aufzeichnung

Die technische Ausführung des CTG – also das eigentliche Schreiben des CTG – gehört meistens zum Aufgabengebiet der Hebammen.

Die kindlichen Herztöne sind leichter zu finden, wenn vorher mit den **Leopoldschen Handgriffen** die Kindslage und –stellung bestimmt wurde. Die Stelle mit der akustisch optimalsten Ableitung der kindlichen Herztöne ist am Rücken des Kindes zu finden. Die Ableitung erfolgt hier am direktesten und mit der höchsten Qualität, weil Nebengeräusche eher selten aufgezeichnet werden.

Als sehr positiv einzuschätzen ist, dass es mittlerweile auch für den Einsatz im Wasser zugelassene Ultraschallaufnehmer gibt. Frauen, die eine **Wassergeburt** als Entbindungsort wählen, können also sicher sein, dass auch von ihrem Kind die Herztöne lückenlos während der Geburt aufgezeichnet werden. Eine Störung der Oxygenierung des Kindes kann zeitnah erkannt und Folgemaßnahmen eingeleitet werden. (Die für die Nutzung im Wasser zugelassenen Aufnehmer sind vom Hersteller extra gekennzeichnet.)

Trotz der qualitativ hochwertigen Technik der CTG-Geräte gestaltet sich im Praxisalltag das CTG-Schreiben bei der immer größeren Anzahl adipöser Schwangerer als die größte Herausforderung.

Mit fortschreitender Geburt wird die CTG-Überwachung intensiviert. Die „Intervallüberwachung" zu Beginn der Eröffnungsperiode wird auf eine **„kontinuierliche Überwachung"** der kindlichen Herztöne umgestellt. Zeitpunkt für den Wechsel ist eine Muttermundseröffnung von ca. 4–5 cm. Der Praxisalltag zeigt, dass es oft einige technische Schwierigkeiten bereitet, eine exakt auswertbare CTG-Aufzeichnung zu gewährleisten, während die Gebärenden noch mobil sind (was erwünscht ist). Gerade im Bereich der Wehenaufzeichnung stoßen wir hier oft an unsere Grenzen.

Obwohl die Sensibilität der CTG-Geräte immer weiter verbessert wird, bleibt das Erlernen des **Palpierens der Wehenqualität und -quantität** ein nicht zu unterschätzender Baustein in der praktischen Hebammenausbildung.

11 Dokumentation

Das CTG muss ständig klassifiziert und das Ergebnis der Auswertung dokumentiert werden [9], [28]. Dazu wird jeweils ein 30-minütiger Abschnitt auch bei **normalem Befund** (N) mit der höchsten Dichte an suspekten und pathologischen Herzfrequenzmustern analysiert. Beim unauffälligen Herzfrequenzmuster genügt ein Eintrag auf das CTG in der Akte mit identifizierbarer Signatur ca. alle 2 Stunden (z. B. N für normal). Die Bewertung kann durch die Hebamme oder den Arzt vorgenommen werden.

M!

Merke

Die Hebamme oder der Arzt müssen ständig das CTG klassifizieren und ihr Auswertungsergebnis dokumentieren.

Bei Einstufung des CTG als **suspekt** (S) sollte bei der wiederholten Beurteilung nach 30 Minuten mindestens die Anzahl der suspekten Parameter dokumentiert werden (z. B. S 1 für einen suspekten Parameter). Auch die Hebamme kann ein suspektes CTG beurteilen, muss ihren Befund aber vom Arzt abzeichnen lassen.

Zur Klärung oder Verbesserung des Musters können konservative Maßnahmen eingeleitet werden (z. B. Lagewechsel oder Infusion).

M!

Merke

Der Arzt muss einen suspekten Befund immer abzeichnen.

Wird ein CTG als **pathologisch** (P) eingestuft, muss es alle 10 Minuten erneut bewertet werden unter Angabe der Anzahl der suspekten, respektive pathologischen Parameter (z. B. S 2 für 2 suspekte oder P4 für 4 pathologische Parameter) [9].

Neben dem Ergreifen konservativer Maßnahmen, z. B. Tokolyse, Weckversuch, Lagewechsel oder Infusion, ist eine Blutgasanalyse beim Feten vorzunehmen, wenn dies möglich und sinnvoll ist (Ausnahme z. B. am Ende der Pressperiode). Falls keine Verbesserung des CTG in einem der 3 bedeutsamen Parameter zu verzeichnen ist bzw. die Fetalblutanalyse pathologische Werte anzeigt, ist eine rasche operative Entbindung indiziert.

Die FIGO-Leitlinien sind **sowohl ante- wie subpartual einsetzbar**. Sobald eines der angegebenen Kriterien als **suspekt** bzw. **pathologisch** definiert ist, gilt das gesamte CTG als suspekt oder pathologisch. Beim **Zusammentreffen**

zweier suspekter Kriterien wird das CTG insgesamt als **pathologisch** eingestuft.

Merke

Ante- und subpartuale CTG-Auswertung

- 1 Parameter suspekt ⇒ CTG suspekt
- 2 oder mehr Parameter suspekt ⇒ CTG pathologisch
- 1 oder mehr Parameter pathologisch ⇒ CTG pathologisch

Die Beurteilung eines CTG durch einen Score zwingt zu einer intensiven Auseinandersetzung mit der CTG-Registrierung und schafft die Möglichkeit einer objektiven Verlaufskontrolle.

Je komplexer der Bewertungs-Score, desto schlechter ist seine Reproduzierbarkeit. Die höchste Präzision besitzen Bewertungsschemata mit den Kategorien: **CTG-Kriterien mit und ohne Handlungsbedarf.**

Beachte

Die **Aufbewahrungspflicht der Krankendokumente** nach den Richtlinien der Bundesländer muss erfüllt werden [28].

12 Klinische Wertigkeit

In der perinatalen Diagnostik stehen viele verschiedene Vorgehensweisen und Tests zur Verfügung. Im Folgenden wird deren Wert für die moderne Geburtshilfe beschrieben.

12.1 Antepartuale Kardiotokografie

Ein sinnvoller Einsatz der Kardiotokografie im Rahmen der ambulanten Schwangerschaftsvorsorge setzt eine adäquate Kenntnis der **Indikationen der Kardiotokografie** und deren Risikoadaptation voraus.

Die Kardiotokografie wird häufig zur routinemäßigen Untersuchung von Schwangeren eingesetzt. Dies belegen Daten aus der Perinatalstatistik, anhand derer unter anderem die Frequenz der antepartualen Kardiotokografie in der ambulanten Schwangerenvorsorge analysiert wurde [56], [125].

Die meisten **normalen Schwangerschaften** werden im Rahmen der Schwangerenvorsorge durch antepartuale Kardiotokografie regelmäßig überwacht. Die wissenschaftliche Analyse der Daten aus dieser breiten Nutzung der Methode im Niedrig-Risiko-Kollektiv zeigte allerdings keine messbare Verbesserung des perinatalen Outcomes [18], [42], [63], [65], [78], [80], [82], [83], [85].

Auch der routinemäßige Einsatz der antepartualen Kardiotokografie in **Risikoschwangerschaften** bringt allein, ohne additive Technik, keine Verringerung der perinatalen Mortalität und Morbidität (siehe Doppler-Sonografie).

Es ist bekannt, dass die CTG-Aufzeichnung die Gefahr der iatrogenen Frühgeburtlichkeit in normalen Schwangerschaften steigert. Die Kombination des antepartualen Kardiotokogramms mit der Doppler-Sonografie oder anderen **zusätzlichen Methoden** hingegen, führt zur Reduktion der perinatalen Mortalität [16], [26], [60], [70], [82], [83], [85] (**EL Ia**).

M!

Merke

Nur in Kombination mit zusätzlichen Methoden (Doppler-Sonografie) reduziert die antepartuale Kardiotokografie die perinatale Mortalität von normalen und Risikoschwangerschaften.

12.2 Ergänzende Doppler-Sonografie

Der fetale Blutfluss wird insbesondere im Bereich der A. umbilicalis sowie der A. cerebri media untersucht (Kap. 18). Bei Verwendung einer Analyse der systolischen und diastolischen Variabilität ist die **Doppler-Sonografie besser reproduzierbar als das CTG.** Die umbilikale Flusskurve repräsentiert im Wesentlichen den plazentaren Gefäßwiderstand, überwiegend bestimmt über den Widerstand in den kleinen Arterien und Arteriolen der Zotten. Der Gefäßwiderstand der A. umbilicalis sinkt progressiv im Verlauf der Schwangerschaft ab und ist ein Maß für die zunehmende Vaskularisation und Dilatation der Gefäße.

Der Nutzen der **Doppler-Sonografie als additive Methode** zur Kardiotokografie bei Risikoschwangerschaften ist durch prospektiv randomisierte Studien belegt. Die Methode besitzt einen außerordentlich **langen Vorwarneffekt**. In der Tabelle „Indikation zum Einsatz der antenatalen Doppler-Sonografie" ist unter anderem auch das suspekte CTG Muster aufgeführt [4], [36], [39], [38], [83] (**EL Ia**).

Entsprechend der Leitlinie wird der kombinierte Einsatz von Doppler-Sonografie und antepartualer Kardiotokografie für die in aufgeführten Indikationen festgelegt [36], [39], [38], [51] (**EL Ia**).

Indikationen zum Einsatz der antenatalen Doppler-Sonografie:

1. Bluthochdruck
2. Mehrlingsschwangerschaft
3. Oligohydramnion
4. Thrombophilien
5. fetale Wachstumsrestriktion

Merke

Der besondere Nutzen der Doppler-Sonografie als additive Methode liegt im besonders langen Vorwarneffekt der Methode.

12.3 Oxytocin-Belastungstest

Der **Kontraktionstest** oder Wehenbelastungstest (Stresstest) wurde insbesondere in perinatalphysiologischen Arbeitsgruppen vorgeschlagen. Über die durch Oxytocin ausgelösten Kontraktionen des Uterus soll die **hämodynamische Reservekapazität** des Uterus beurteilt werden [74]. Der Test wurde in erster Linie in Risikoschwangerschaften und bei atypischem Schwangerschaftsverlauf eingesetzt.

▸ **Durchführung.** Zunächst wird die fetale Herzfrequenz über 15 Minuten registriert. Sind keine Kontraktionen nachweisbar, wird Oxytocin appliziert. Kontraktionsabhängige Herzfrequenzveränderungen (Dezelerationen) sind Hinweise auf eine Borderline-Oxygenierung des Feten. Bei ausreichender O_2-Versorgung des Feten verändert sich die Herzfrequenz nicht. Die physiologische Grundlage des Kontraktionstests ist die kurzfristige Einschränkung der uterinen Perfusion während einer Kontraktion des Uterus.

Die wissenschaftliche Evaluation der Leitlinien-Kommission zeigte, dass der Kontraktionstest (Oxytocin-Belastungstest, OBT) **keinen evidenzbasierten Vorteil** bringt. Negativ gesehen werden die Falschpositivrate von 50 % sowie die **Gefahr der Polysystolie** und Dauerkontraktion mit **fetaler Bradykardie** als unerwünschte Nebenwirkungen [9].

Ob die Durchführung des OBT die antepartuale Mortalität beeinflusst, wurde anhand der prospektiv erhobenen Versorgungsdaten der hessischen Perinatalerhebung (HEPE) untersucht. Im Risikokollektiv wurde eine signifikante Absenkung der Mortalität gefunden [74].

Der OBT wird wegen der fehlenden Evidenzbasierung durch prospektiv randomisierte Studien und der potenziellen Nebenwirkungen in Form von Dauerkontraktionen sowie fetalen Bradykardien in der Leitlinie allerdings **nicht mehr empfohlen** [9].

M!

Merke

Die Leitlinien-Kommission empfiehlt den OBT nicht! Gründe: keine Evidenz-basierten Daten, Dauerkontraktionen sowie fetale Bradykardien als unerwünschte Nebenwirkungen.

12.4 Stimulationstest

Durch fetale Stimulation (manuell, lichtoptisch oder am erfolgreichsten akustisch) können die mit fetalen Schlafperioden assoziierten nicht reaktiven oder eingeengten FHF-Muster teilweise abgeklärt werden. Die Inzidenz dieser Muster kann durch diese Methode um 45 % reduziert werden. Damit wird die **Spezifität der CTG-Interpretation erhöht** [51], [129].

Bislang gibt es allerdings keine evidenzbasierten, prospektiven, randomisierten Interventionsstudien, die eine Verbesserung des klinischen perinatalen Ergebnisses belegen [9].

Alternativ wird eine Verlängerung der Registrierdauer (> 40 Minuten) am Ende einer Schlafphase empfohlen [56].

M!

Merke

Die Identifikation einer fetalen Schlafperiode durch fetale Stimulation ist keine evidenzbasierte Methode. Alternative: verlängerte CTG-Aufzeichnung (> 40 min).

12.5 Biophysikalisches Profil

Die Physiologie der **Verhaltenszustände des Feten** antepartual sind tierexperimentell in der Arbeitsgruppe um Dawes sowie mittels ultrasonografischer Techniken in den Arbeitsgruppen Niehuis umfänglich beschrieben und charakterisiert worden [92].

Demnach befindet sich der Fetus 40 % des Tages im **Ruhezustand** und 30 % in der **Tiefschlafphase**. **Physiologisch** ist in dieser Phase die **Variabilität** des **CTG eingeschränkt** und die Reaktivität erniedrigt. In der AWMF-Leitlinie wird darauf hingewiesen, dass diese physiologischen Phasen als solche von pathologischen Zuständen differenziert werden müssen. Sonst ergibt sich ein hoher Anteil falsch positiver CTG-Befunde [92].

Die Möglichkeiten, den fetalen Zustand über das **biophysikalische Profil** zu definieren, sind eingeschränkt. Zu den im Profil erfassten Parametern zählen die Atembewegungen, die Körperbewegung, der Muskeltonus, die fetale Reaktivität und die **Fruchtwassermenge**. Zahlreiche Studien insbesondere von Manning bescheinigen dem biophysikalischen Profil einen **hohen negativen Prädikationswert**. Dieser scheint aber keinen Einfluss auf die Verbesserung des perinatalen Ergebnisses zu haben, wie die Analyse prospektiver randomisierter Studien in der Cochrane Data Base ergab [29], [53], [88].

M!

Merke

Das biophysikalische Profil hat einen hohen negativen Prädiktionswert.

12.6 Kinetokardiotokografie (K-CTG)

Über das Doppler-Prinzip werden durch einen geeigneten Algorithmus niederfrequente Signale der Extremitäten und **Körperbewegungen registriert**.

Das K-CTG kann 80 % der fetalen Ganzkörperbewegung parallel zur fetalen Herzfrequenz ableiten. Parallel zur Methode der Erfassung der fetalen Herzfrequenz, wird per Autokorrelationsanalyse in einem zweiten Kanal mit einer Bandbreite von 6–100 Hz die **Bewegungserkennung gewährleistet** (**EL IIa**).

Die additive kontinuierliche Aufzeichnung fetaler Bewegungen bei kontinuierlicher Registrierung der fetalen Herzfrequenz (K-CTG) durch das Doppler-Verfahren gibt den Zustand des Feten in Utero besser wieder als die Selbstregistrierung der Kindsbewegungen durch die Frau. Nur 38 % der sonografisch nachweisbaren Bewegungen werden von der Mutter bemerkt [50], [56].

Die Beurteilung der fetalen Bewegungen hat hohen prognostischen Wert. Die Verkürzung der fetalen Kindsbewegungsdauer ist ein früher Hinweis auf eine drohende kindliche Gefährdung.

Die Bewegungserfassung im K-CTG ist mit 80 % sensitiv und 98 % spezifisch. Als pathologisch und ungünstig gilt eine Verkürzung der Kindsbewegungsdauer unter die 5. Perzentile der AWMF-Norm AWMF [50] (**EL IIa**).

M!

Merke

Die Verkürzung der im K-CTG aufgezeichneten Dauer der Kindsbewegungen ist ein früher Hinweis auf eine drohende kindliche Gefährdung.

12.7 Admission-Test

Unter dem Admission-Test versteht man ein Kardiotokogramm, dass bei Aufnahme der Schwangeren ins Krankenhaus geschrieben wird. In vielen Krankenhäusern wird ein solches Aufnahmekardiotokogramm geschrieben, um gleich zu Beginn spezifische Risiken zu erkennen und darauf reagieren zu können. Die Evidenz der von Experten in der Leitlinie empfohlenen Aufnahme-Kardiotokografie ist allerdings niedrig (**EL IV**) [9].

12.8 Subpartuale CTG-Registrierung

In Erwartung einer verringerten perinatalen Morbidität und Mortalität wurde die Kardiotokografie in die klinische Routine eingeführt, obwohl es zu diesem

Zeitpunkt noch keine hinreichende Evaluation der Methode in prospektiven randomisierten Studien gab [6], [35], [82], [98], [135], [137].

Umso überraschender war die Feststellung, dass in den zunächst prospektiv durchgeführten randomisierten Studien keine Verbesserung der perinatalen Sterblichkeit, selbst im Risikokollektiv, gefunden wurde. Vielmehr schien die Kardiotokografie **der intermittierenden Auskultation** in vorgegeben Intervallen **nicht überlegen** zu sein. Auf die **steigende Rate** der operativen Entbindungen per **Sectio caesarea** wurde hingewiesen [81], [90], [100], [102], [107], [111], [130] (**EL Ia**).

Neuere Studien, die im Rahmen der Erarbeitung der AWMF-Leitlinie zusammengestellt wurden, belegen jedoch eine **Absenkung der perinatalen Mortalität** und damit den Nutzen der konsequenten elektronischen kardiotokografischen Überwachung. Außerdem ist die Zahl der kindlichen Zerebralparesen und der neonatalen **Enzephalopathien** durch Einsatz der Kardiotokografie **rückläufig** [5], [70], [77], [78], [80], [84], [117], [132], [137] (**EL Ia**).

Nach wie vor gilt jedoch die **additive biochemische** Analyse des fetalen Blutes bei unklaren CTG-Mustern als notwendig. Die Spezifität der Kardiotokografie ist niedrig. Durch zur die zusätzliche Blutanalyse, FBA, werde **unnötige operative Eingriffe vermieden** [136] (**EL Ib**).

Schließlich muss auf **Artefakte** im Rahmen der Autokorrelation hingewiesen werden, die zu Fehlregistrierungen führen. Die FDA (Food and Drug Administration) warnte in einer Meldung insbesondere vor der Verwechselungsgefahr und Fehlinterpretation der mütterlichen Herzfrequenz in CTG-Aufzeichnungen während der Austreibungsperiode [21].

Beachte

Es wird zum Ausschluss einer fehlerhaften Registrierung der mütterlichen Herzfrequenz die synchrone pulsoxymetrische Erfassung der mütterlichen Herzfrequenz dringend empfohlen! [5], [21]

Unter den internationalen Fachgesellschaften herrscht Uneinigkeit, ob, in welchem Umfang und welche Methode zusätzlich zum CTG eingesetzt werden soll.

Die ACOG empfiehlt, die FBA nur eingeschränkt einzusetzen. Diese Aussage ist allerdings nicht evidenzbasiert, sondern beruht auf Beobachtungen aus der klinischen Routine [1].

M!

Merke

Das RCOG UK empfiehlt im Falle einer kontinuierlichen Überwachung die Absicherung von pathologischen CTG-Befunde durch biochemische Analyse auf Basis der Evidenz [5].

13 Fetalblutanalyse

Eine moderne Geburtsmedizin beruht auf der konsequenten subpartualen kombinierten biophysikalischen CTG- und biochemischen FBA-Überwachung [55], [115]. Aus diesem Grund werden die Indikation sowie die praktische Durchführung der Fetalblutanalyse als Teil der modernen Geburtsmedizin in diesem Buch ausführlich geschildert.

Mit dem Arbeitsendoskop von Saling kann unter Sicht nach Inzision der kindlichen Kopfhaut eine Blutprobe entnommen und analysiert werden [115], [141], [142] (▸ Abb. 13.1).

Das Verständnis der Abläufe im Säure-Basen-Haushalt und die Kenntnisse über intrauterine Veränderungen der fetalen Blutgaswerte zu Beginn der Geburt und während einer intrauterinen Störung basieren auf Untersuchungen mittels Fetalblutanalyse (▸ Abb. 13.2).

13.1 Physiologie des fetalen Gasaustauschs

Die Kenntnis der Physiologie des fetalen Gasaustauschs über die Plazenta ist die Grundlage für die korrekte Interpretation der Ergebnisse der Fetalblutanalyse. Der Diffusionsstrom durch die plazentaren Membranen (Austauschfläche 18 000 cm²) hängt ab von der **Perfusionskapazität** und der mittleren **Partialdruckdifferenz**. Bei Präeklampsie oder Plazentainsuffizienz ist in der Plazenta die Diffusionsfläche primär oder sekundär verändert, so dass der Gasaustausch beeinträchtigt wird (▸ Abb. 13.2).

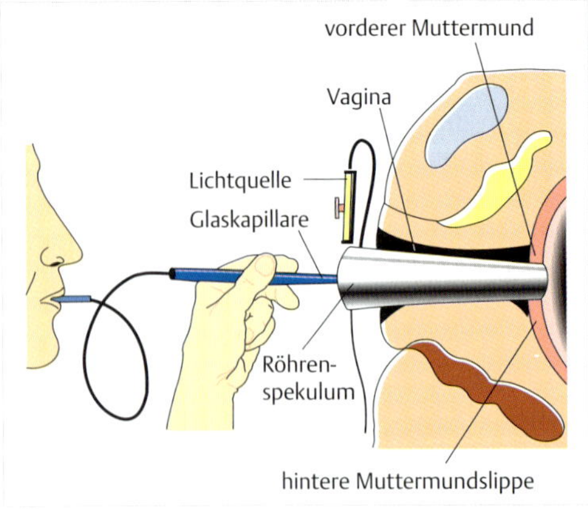

Abb. 13.1 Fetalblutentnahme über ein Arbeitsamnioskop nach Saling [115] (Quelle: [108]).

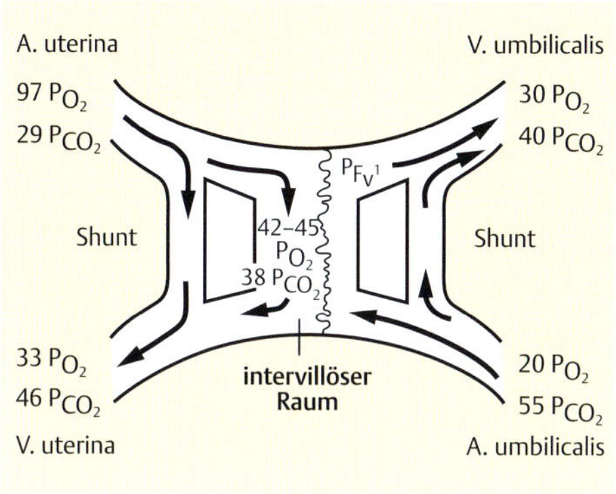

Abb. 13.2 Schematischer Überblick über den Partialdruck von Sauerstoff und Kohlendioxid beim ungestörten Gasstoffwechsel in der Plazenta nach [12] (Quelle: [30]).

Die mütterlichen biochemischen Parameter werden aus der A. uterina und V. uterina bestimmt, die fetalen Parameter aus dem fetalen Blut in der A umbilicalis und V. umbilicalis, also während des extrakorporalen Gasaustauschs.

13.1.1 Sauerstofftransfer

Der Fetus hat keine Sauerstoffspeicher. Deshalb ist die **kontinuierliche diaplazentare Sauerstoffdiffusion** in maternofetaler Richtung für ihn essenziell und kennzeichnet einen ungestörten fetalen Gasstoffwechsel. Der Sauerstoffübertritt von der Mutter zum Kind wird sowohl durch die Sauerstoffbindungskurve, die Differenz zwischen fetaler und mütterlicher Hämoglobin-Konzentration, als auch den Bohreffekt begünstigt. Beim Bohr-Effekt nimmt die Azidität des mütterlichen Blutes durch CO_2-Aufnahme in der Plazenta zu, während gleichzeitig die Sauerstoffaffinität im maternalen Blut abnimmt. Der Sauerstofftransfer ist begünstig durch die hohe O_2 Affinität im fetalen Blut (▶ Abb. 13.3).

Der fetale Organismus besitzt nur für eine sehr kurze Periode eine suffiziente **Sauerstoffreserve**. Die totale Sauerstoffkapazität liegt bei einem menschlichen Feten in Terminnähe bei 66 ml/min (Fetale Hämoglobinkonzentration, Hb 16,5 g/dl). Da der Sauerstoffbedarf eines Feten in Terminnähe 18 ml/min beträgt, reicht der im Blut vorhandene Sauerstoff nur kurzfristig, für wenige Minuten, aus [79].

Der kontinuierliche O_2-Diffusionsstrom von der Mutter zum Kind ist von den plazentaren Durchblutungsgrößen abhängig [89]. Im Sinne einer Übersicht ist im Schema von Saling in ▶ Abb. 13.5 beispielhaft die physiologische Situation, die respiratorische Azidose und die metabolische Azidose dargestellt.

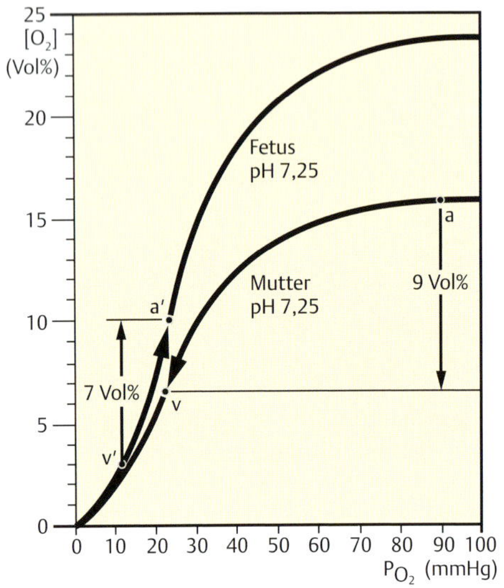

Abb. 13.3 O_2-Dissoziationskurve von fetalem und mütterlichem Blut. Der Sauerstoffgehalt (Vol%) im fetalen Blut ist aufgrund der Linksverschiebung erhöht (Quelle: [30]).

13.1.2 Kohlendioxidtransfer

Der diaplazentare Austausch von Kohlendioxid, dem Endprodukt der fetalen Gewebeatmung, ist eng **an** den **diaplazentaren Sauerstoffaustausch gekoppelt**. Hierbei ist festzustellen, dass Kohlendioxid deutlich besser physikalisch löslich ist (Faktor 20) als Sauerstoff. Die Aufnahmekapazität von Kohlendioxid beträgt 51 ml/100 ml Blut. Die mütterlichen und fetalen blutgebundenen Kohlendioxidmengen werden durch die CO_2-Dissoziationskurve angegeben. Die aufgenommene Menge hängt vom pH Wert ab [12] (▸ Abb. 13.4).

In der Plazenta werden ca. 50 % des Bikarbonats ausgetrieben. Während des Kohlendioxidtransfers in der Plazenta wird insgesamt ein Abfall des Partialdrucks von ca. 55 mmHg (Nabelarterie) auf ca. 50 mmHg erreicht. Die Partialdruckwerte von Mutter und Kind werden in der Plazenta nicht vollständig ausgeglichen. Vielmehr bleibt ein Gradient von ca.14–15 mmHg erhalten [140].

Aus der Pathophysiologie bei progredienten Störungen der fetalen Versorgung lässt sich die **Azidose** als wichtiger und zuverlässiger Indikator für einen Sauerstoffmangel identifizieren [54], [55], [81], [115]. Im Rahmen einer intrauterinen Störung kommt es zunächst zu einem intrauterinen Abfall des fetalen pO_2 von 25 mmHg auf einen Wert unter 15 mmHg. Synchron steigt der intrauterine pCO_2 von 45 mmHg auf einen Wert über 90 mmHg an. Mit Einsetzen der **Sauerstoffsparschaltung** im Sinne einer hämodynamischen Umschaltung

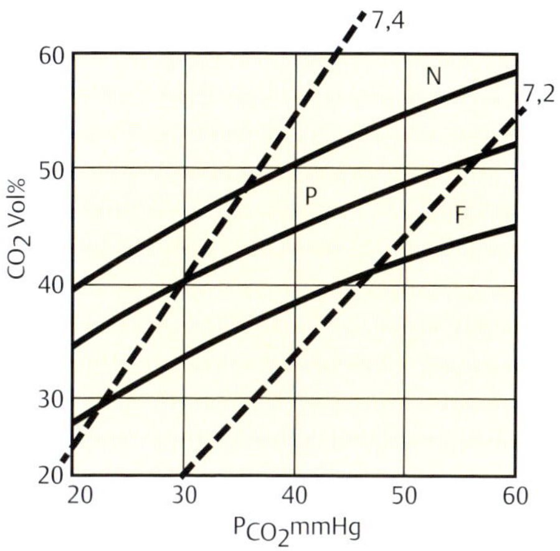

Abb. 13.4 CO_2-Dissoziationkurve von Schwangeren (P) und Feten (F) nach Bartels [12] (Quelle: [30]).

mit Minderperfusion von Organen (Magen-Darm-Trakt, Muskulatur) springt die anaerober Glykolyse an und die Milchsäurekonzentration steigt auf mehr als 5 mmol/l an (▸ Abb. 13.5).

Beachte

Im Rahmen der Sauerstoffsparschaltung kann es intermediär zu einer scheinbaren Normalisierung der Blutgaswerte bei progredienten Abfall des pH-Wertes unter 7,0 kommen.

Bei der Interpretation der in der FBA gemessenen pH-Werte muss der physiologische Anstieg der Azidität im fetalen Blut berücksichtigt werden (▸ Abb. 13.6).

13

Wissenschaftliche Analysen zeigen, dass über die Diskriminierung von CTG-Befunden mittels Fetalblutanalyse (FBA) mit der Saling-Technik eine zuverlässige Säure-Basen-Diagnostik gelingt. Durch den Einsatz der Fetalblutanalyse zur Verifizierung von im CTG angedeuteten Störungen des Feten hat sich die Anzahl der aufgrund eines pathologischen CTG-Musters durchgeführten geburtshilflichen Operationen halbiert [57], [58], [84], [126].

In der AWMF-Leitlinie wird auf der Basis der evidenzbasierten Untersuchungen die CTG-Aufzeichnung zum fetalen Monitoring empfohlen. Die Fetalblutanalyse soll bei auffälligen CTG-Befunden zur Verbesserung des perinatalen Ergebnisses durchgeführt werden [9] (**EL Ib**).

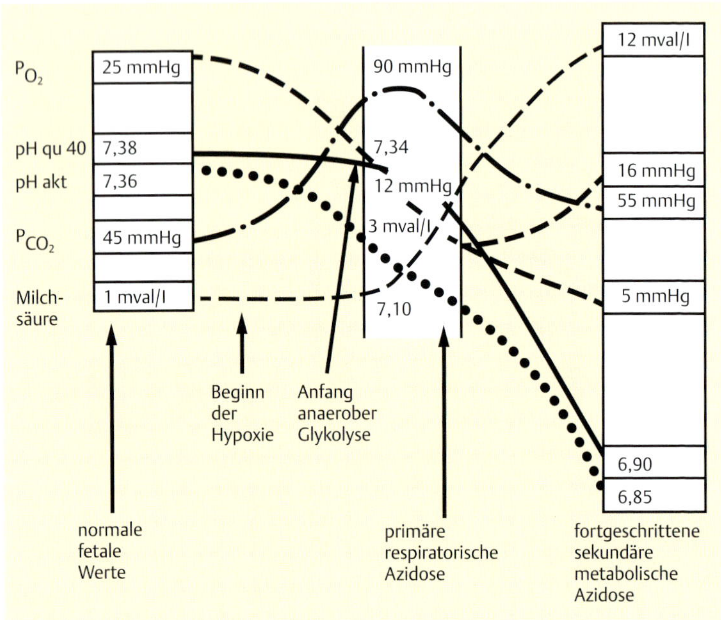

Abb. 13.5 Schema der Veränderung der Blutgase, des pH-Wertes und des Milchsäuregehalts im fetalen Blut bei akutem Sauerstoffmangel nach Saling [115]. $pH_{qu\ 40}$ = bei 40 mmHg equilibrierter pH als Maß für die metabolische Azidität nach Saling Turowskie (Quelle: [30]).

13

Bei der Interpretation der Messergebnisse ist darauf zu achten, dass die Blutgaswerte sich schneller normalisieren als die Laktatkonzentration im fetalen Blut [139].

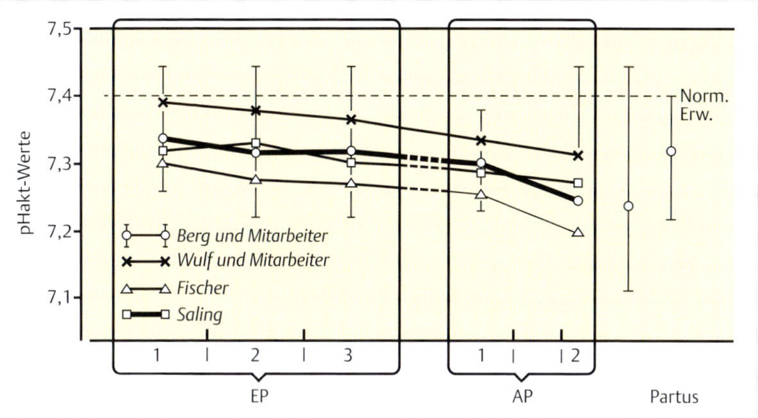

Abb. 13.6 Verlauf des fetalen pH-Wertes in Abhängigkeit vom Geburtsfortschritt. Mittelwert und Standardabweichung (Quelle: [30]).

13.2 Indikationen

Wird die CTG-Aufzeichnung zum fetalen Monitoring sub partu eingesetzt, kann davon ausgegangen werden, dass bei einem völlig unauffälligen Kardiotokogramm keine Gefährdung des Kindes vor der Geburt vorliegt [9], [51]. Gibt es aber im CTG Hinweiszeichen auf eine Sauerstoffversorgungsstörung des Feten, kann aufgrund der **niedrigen Spezifität** der Kardiotokografie nicht sicher davon ausgegangen werden, dass tatsächlich eine relevante Veränderung im fetalen Gasstoffwechsel vorliegt. In 60 % der auffälligen CTG-Befunde lässt sich keine fetale Versorgungsstörung nachweisen [57], [58], [142].

Da es einerseits das vordringliche Ziel der Geburtsüberwachung sein muss, Schädigungen des Feten durch **intrauterinen Sauerstoffmangel** zu vermeiden, muss auf der anderen Seite auch versucht werden, unnötige operative Eingriffe (Kaiserschnitt und vaginal operative Entbindung) zu vermeiden [141].

Die diskontinuierliche Fetalblutanalyse mit der Saling-Technik erlaubt eine zuverlässige Säure-Basen-Diagnostik. Sie ist von Medikamenteneinwirkungen weitgehend unabhängig.

Die Fetalblutanalyse ist indiziert, wenn Dezelerationen in der Eröffnung oder frühen Austreibungsperiode auftreten. Besonders bei Dezelerationen mit Einschränkung der Oszillation und einem Anstieg der basalen Herzfrequenz ist eine FBA anzustreben [74]. Saling hat gemäß der Tabelle die Indikationen der Fetalblutanalyse zusammengefasst.

Indikationen der FBA:
- **fetale Bradykardie**
- variable Dezelerationen
- späte Dezelerationen
- anhaltende frühe Dezelerationen
- nicht auswertbares Kardiotokogramm z. B. **Arrhythmie**

Die Fetalblutanalyse sollte bei suspektem Kardiotokogramm frühzeitig zur Klärung herangezogen werden. Störungen des Gasstoffwechsels sollen auf diese Weise möglichst schon im Bereich der **Präazidose** (pH 7,20–7,24) erkannt werden.

Beachte

Verlauf von pH Werten Blutgasen und Laktat

Während der fortschreitenden Störung kann die Analyse des fetalen Blutes aufgrund der Kreislaufzentralisation einen sekundären Verlauf im zentralen Blut mit ansteigendem pO_2-Wert oder abfallendem pCO_2-Wert zeigen. Der pH-Wert zeigt den fortschreitenden Anstieg von Laktat an, der für eine anaerobe Glykolyse steht.

Auch in einer physiologischen Geburt kann der pH-Wert bis auf 7,20 abfallen (▶ Abb. 13.6). Beachte den Verlauf von Mittelwert und Standardabweichungen des pH-Wertes währen der Geburt, sowie den physiologischen Abfall des pH-Wertes.

13.3 Kontraindikationen

Bevor die Fetalblutanalyse durchgeführt werden kann, müssen die Kontraindikationen ausgeschlossen werden [9]. Zu den Kontraindikationen zählen:
- virale Infektion (HIV, Hepatitis)
- Verdacht auf fetale Gerinnungsstörung
- Schwangerschaftsalter von < 34 + 0 SSW

13.4 Praktische Hinweise zur Durchführung

Zur Fetalblutanalyse wird die Schwangere zunächst richtig gelagert. Danach wird der vorangehende Kindsteil in einem Arbeitsamnioskop eingestellt. Vor der Inzision mit einer Lanzette wird die Haut mit einem Tupfer gereinigt mit Paraffinöl bestrichen. Das austretende Blut wird mit einer heparinisierten

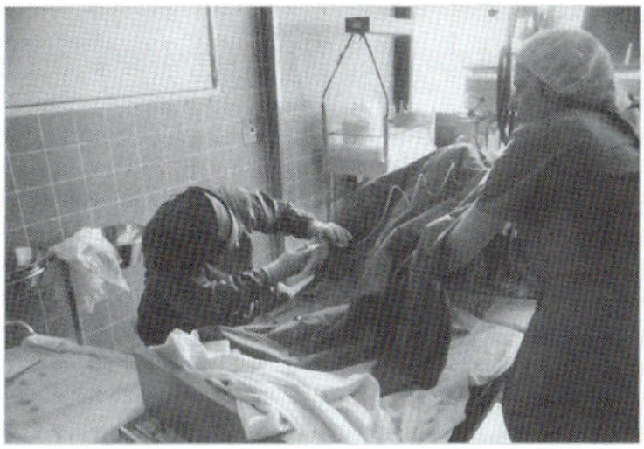

Abb. 13.7 Durchführung der Fetalblutanalyse in linker Seitenlage durch Professor Erich Saling (Quelle: [108]).

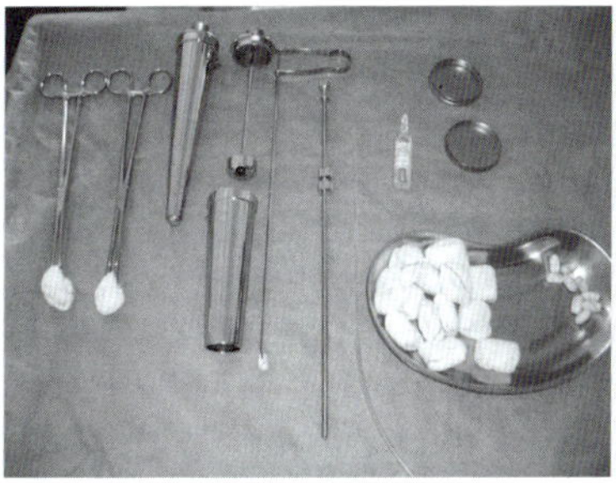

Abb. 13.8 Steriles Instrumentarium für die Fetalblutanalyse (Quelle: [108]).

Glaskapillare aufgenommen und im Blutgas-Analysator untersucht Moderne Geräte benötigen 20 µl Blut.

Um die Fetalblutanalyse durchführen zu können, muss der Muttermund mindestens 3 cm geöffnet sein und Kopf bei geöffneter Fruchtblase fest im Geburtskanal stehen. Während zu früheren Zeitpunkten in der Regel die Steinschnittlage vom Vorteil ist, wird ab der späten Eröffnungsperiode die linke Seitenlage empfohlen, um ein Vena-cava-Kompressions-Syndrom zu vermeiden (▸ Abb. 13.7).

Bevor die Fetalblutanalyse durchgeführt werden kann, muss ein adäquates **steriles Instrumentarium** gerichtet werden (▸ Abb. 13.8):

- Inzisionsmesser
- trocken heparinisierte Glaskapillare
- Arbeitsamnioskop mit Kaltlichtquelle
- Tupfer mit Paraffinöl

Beachte

Eine additive Heparinisierung durch Heparin-Lösung ist in der Regel nicht erforderlich. Heparin-Lösung hat einen pH-Wert von 6,8; potentielle Artefakte!

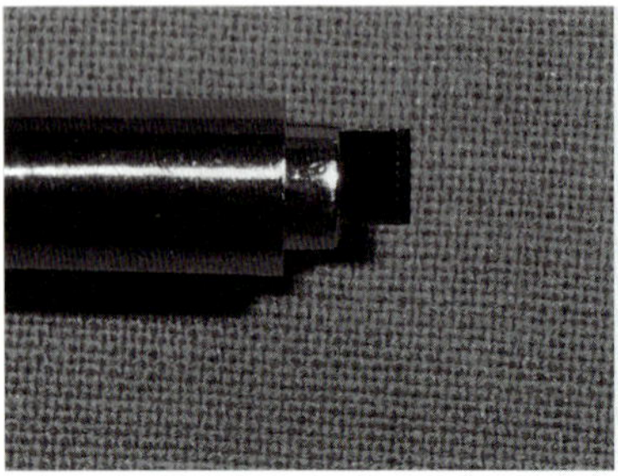

Abb. 13.9 Skalpell mit einer Höhe von 2 mm (Quelle: [108]).

Das Skalpell zur Inzision wird in einer Höhe von 2 mm eingespannt, der Einstich erfolgt florettartig (▶ Abb. 13.9).

Für die Blutaufnahme wird eine **trocken heparinisierten Glaskapillare** empfohlen. Die Heparinisierung mit Heparin-Lösung könnte das Messergebnis beeinflussen, weil Heparin-Lösung einen pH-Wert von 6,8 besitzt.

Verschiedene **Artefakte** können das Ergebnis der FBA beeinflussen. Dazu gehört die Vermischung des Bluts mit alkalischem Fruchtwasser genauso wie ein ungewollter Luftkontakt.

Die **richtige Entnahmetechnik** hilft, diese Fehlerquellen zu vermeiden. Zur Blutentnahme wird das Amnioskop bis zum Köpfchen vorgeführt und locker im rechten Winkel aufgesetzt, sodass rundum der Kopf abgedichtet und eine Beimischung von Fruchtwasser (pH-Wert 8,0) vermieden wird (▶ Abb. 13.10). Bei Verwendung dieser Technik wird auch die Möglichkeit für einen Artefakt durch Luftkontakt eingeschränkt (▶ Abb. 13.11). Es gibt Zeichen, die auf ein Artefakt in der FBA hindeuten. Liegen die pO_2-Werte über 30 mmHg und die pCO_2-Werte unter 30 mmHg, ist ein Artefakt wahrscheinlich (▶ Abb. 13.12).

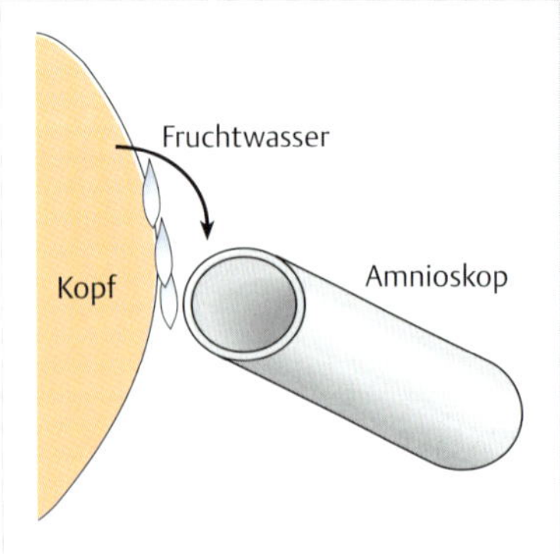

Abb. 13.10 Artefakt bei FBA: Vermischung des Fetalblutes mit alkalischem Fruchtwasser (Quelle: [108]).

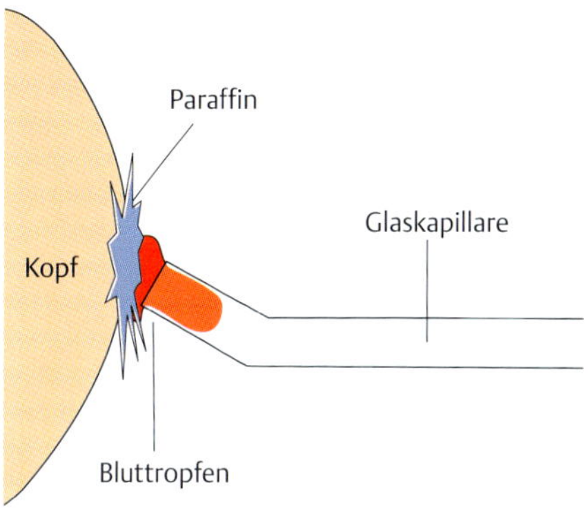

Abb. 13.11 Korrekte FBA Technik. Tropfen durch Paraffinöl-Adhäsion. Vermeidung von Luftkontakt durch abgewickelte Kapillare (Quelle: [108]).

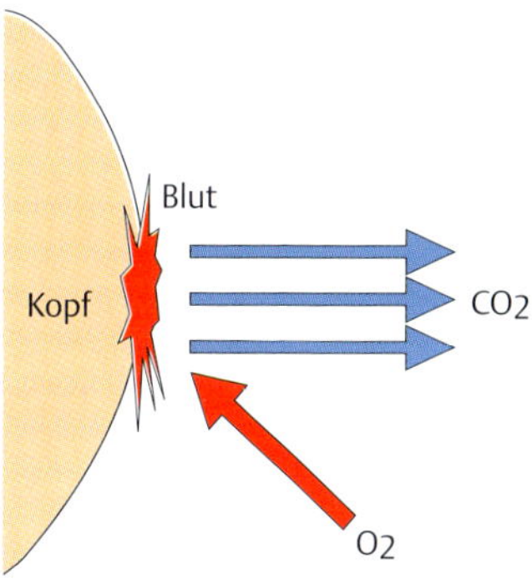

Abb. 13.12 Artefakt durch Luftkontakt. Abfall des pCO_2 und Anstieg pH-Wertes und des pO_2 (Quelle: [108]).

Merke

Regel zum schnellen Erkennen von Artefakten der BGA:

- $pO_2 > 30$ mmHg
- $pCO_2 < 30$ mm Hg

Tab. 13.1 Definition der fetalen Azidämie im Rahmen der Fetalblutanalyse (FBA) nach Saling.

pH-Wert aus FBA	Grad der Azidose
7,24–7,20	Präazidose
7,19–7,15	leichte Azidose
7,14–7,10	mittelgradige Azidose
7,09–7,0	fortgeschrittene Azidose
<7,0	schwere Azidose

Saling hat in Bezug auf die fetale Azidämie in Rahmen der Fetalblutanalyse die verschiedenen Grade der Azidose definiert (▸ Tab. 13.1). Die Beeinflussung der fetalen Blutgase durch die Mutter ist zu berücksichtigen (Laktat-Transfusion). Bei pH Werten < 7,25 soll eine mütterliche BGA durchgeführt werden [141].

Es empfiehlt sich die **Bestimmung** des **mütterlichen Säure-Basen-Haushalts** einschließlich der Berechnung des Base-Excess. Nach Wulf ist bei einer Differenz des Base-Excess-Wertes von mehr als 0,5 mmol/l von einem fetalen Sauerstoffmangel auszugehen. Eine mütterliche Aziditätssteigerung liegt in der Eröffnungsperiode in bis zu 20 % und in der Austreibungsperiode in bis zu 50 % der Fälle vor.

Die maternogene Aziditätssteigerung bedeutet nicht im gleichen Umfang eine Gefährdung des Feten. Allerdings ist die Verminderung der Pufferkapazität des fetalen Blutes im Falle von der Mutter übergetretener Milchsäure zu beachten.

M!

Merke

Die Bestimmung der Partialdrücke von Sauerstoff (pO_2) und Kohlendioxid (pCO_2) im Blut (im Blutgasgerät, wenn möglich) ist erforderlich

- zum Ausschluss von Artefakten durch Luftkontakt,
- zur Einordnung einer Aziditätssteigerung als eher respiratorisch oder metabolisch.

Eine zusätzliche Bestimmung von Laktat ist sinnvoll [139], [142] (▸ Abb. 13.13).

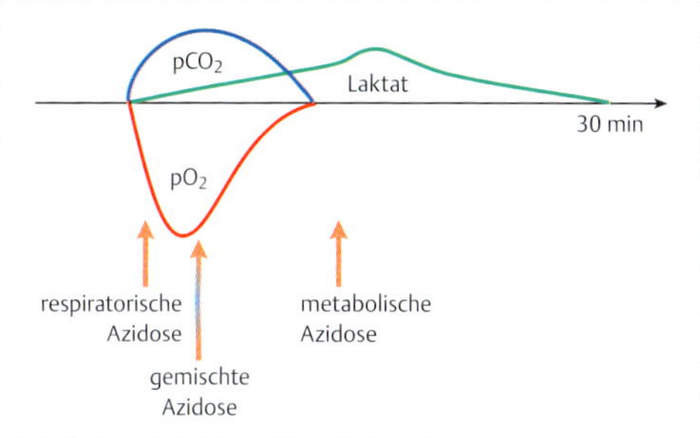

Abb. 13.13 Verlauf der Partialdruck-Werte der Blutgase (pO2 pCO2) und der Laktatkonzentration im fetalen Blut bei einer interkurrenten Störung. Der Laktatwert normalisiert sich erst nach einer Latenzzeit von 30 Minuten (Quelle: [108]).

13.5 Nachteile und Gefahren

Ein Nachteil der FBA ist der mit der Blutentnahme am vorangehenden Teil fetalen Kopfes verbundene Mehraufwand sowie die Belastung der Patientin und der Kindesschmerz.

Die in der Literatur beschriebene Risiken, wie Nachblutungen und Infektion der Infusionsstelle, bleiben auf ein Minimum reduziert, wenn die beschriebene Entnahmetechnik angewendet wird [7], [32], [141].

13.6 Klinischer Nutzen

Der Stellenwert der Fetalblutanalyse liegt in der Steigerung der Spezifität bei kombinierter Geburtsüberwachung mit dem CTG. In Fällen mit nicht interpretierbaren und abnormen Herzfrequenzmustern gibt die Bestimmung der Parameter des Säure-Basen-Haushalts die notwendige diagnostische Sicherheit [9].

> **Merke**
>
> **Evidenzanalyse**
>
> Der Einsatz der Fetalblutanalyse führt zu einer signifikanten Reduktion vermeidbarer operative Eingriffe und zur Reduktion neonataler Krämpfe. Die AWMF-Leitlinie zur Kardiotokografie empfiehlt aus diesem Grund bei gegebener Indikation die Durchführung der Fetalblutanalyse **(Ib)** [9].

Die bei der FBA durchgeführte Inzision stellt eine taktile Stimulation dar. Beantwortet der Fetus sie mit einer **Akzeleration**, wird dies als Rückversicherung (Reassuring) gewertet (ACOG) [1], [102].

Der für die Hypoxie-Diagnostik wesentliche Parameter des fetalen Blutes ist der aktuelle **pH-Wert**. Für klinische Konsequenzen sind die maternogene Aziditätssteigerung sowie der physiologische Abfall des pH-Wertes im fetalen Blut zu berücksichtigen. Am Ende der Geburt beträgt die 10. Perzentile des pH-Wertes im fetalen Blut 7,20 [9].

Ziel der kombinierten Überwachung ist die frühzeitige Diagnose einer progredienten Störung der fetalen Versorgung. Je nach fetalem pH-Wert sind unterschiedliche **Konsequenzen** zu ziehen.

► **pH > 7,25.** Wird ein pH-Wert über 7,25 gemessen, werden zunächst konservative Maßnahmen zur Verbesserung fetalen Situation ergriffen. Die Fetalblutanalyse soll wiederholt werden, wenn sich innerhalb der folgenden 30 Minuten trotz der ergriffenen Maßnahmen keine Besserung des fetalen Herzfrequenzmusters zeigt. Die erneute FBA muss unmittelbar wiederholt werden, wenn sich der kardiotokografische Befund verschlechtert.

► **pH = 7,21–7,24.** Liegt eine Präazidose vor, dann soll die FBA in jedem Fall innerhalb von 30 Minuten wiederholt werden. Alternativ kann die Einleitung der Entbindung erwogen werden (u. a. abhängig von der Dynamik pH-Abfalls).

► **pH < 7,20.** Nach der Definition von Saling ist bei diesem pH-Wert die Azidose erreicht. Die Entbindung muss unmittelbar eingeleitet werden, insbesondere wenn sich ein metabolischer Anteil der Azidose zeigt (respiratorische Azidose: pCO_2 > 65 mmHg, metabolischer Azidose: Base-Excess > 5 mmol/l) [81].

Beachte

pH Werte < 7,0 und hohe Laktatwerte > 10 mmol/l sowie Base-Excess-Werte von -15 mmol und mehr gelten als prognostisch ungünstig (neurologisches Langzeit-Outcome) [54], [141].

13

13.7 Wertigkeit der Fetalblutanalyse

Der Nutzen der additiven biochemischen Analyse bei CTG-Monitoring ist durch prospektive Studien belegt. Versorgungsstudien zeigen bei prospektiver Erfassung eine Reduktion von Kaiserschnittrate und einer Verbesserung des neonatalen Outcomes [51], [55], [57], [58], [65], [66], [84] (**EL Ib**).

14 Zusätzliche innovative Methoden

Perinatologische Arbeitsgruppen haben Methoden zur kontinuierlichen und nicht invasiven fetalen Überwachung evaluiert.

14.1 Subpartuale transkutane fetale Blutgasmessung

Die Inauguratoren der transkutanen Blutgasmessung (**$tcpO_2$** und $tcpCO_2$) beim Feten war die Arbeitsgruppe um Huch und Lübbers in Marburg. Sie entwickelten die Transoxode und modifizierte einen Sensor für die Applikation auf der Haut des menschlichen Feten. Unter der lokalen Hyperthermie an der Messsonde kommt es zur lokalen Hyperämie und Ankopplung an das Blutgefäßsystem des Feten. Sie ermöglicht eine Kalkulation in Bezug auf den arteriellen pO_2. Dieses Verfahren ist heutzutage **Standardmethode** zur **Überwachung des Sauerstoffpartialdrucks** z. B. des intensiv überwachten Neugeborenen.

14.1.1 Transkutaner Sauerstoffpartialdruck

Mittels der neuen Applikationstechnik konnten wichtige perinatalphysiologische Ergebnisse erarbeitet werden. Beispielhaft sei die Auswirkung der schmerzinduzierten, wehenbedingten Hyperventilation der Mutter mit konsekutiver fetaler Hypoxie und Abfall des transkutanen pO_2 beim Feten genannt. Als Ursache wurde die mütterliche Hypoventilation in der Wehenpause gefunden, die zu einem Abfall des maternalen pO_2 führt.

Weiterhin fand die **Veränderung des Flow** (Heizleistung der Thermostatisierung unter der Elektrode) Beachtung. Im Rahmen der hämodynamischen Antwort auf eine fetale Hypoxie kommt es zur Kreislaufzentralisation des Feten

Ungelöste **Probleme der Applikationstechnik** und **falsch positive** Befunde verhindern die Verbreitung der transkutanen pO_2-Messung als Routinemethode [124]. So kann es beispielsweise bei länger anhaltender Messung zu Null-Strecken in der Aufzeichnung des pO_2 kommen.

M!

Merke

Als Routinemethode kann sich die transkutane pO_2-Messung ($p_{tc}O_2$) wegen Schwierigkeiten bei der Applikation und falsch positiver Befunde nicht durchsetzen.

14.1.2 Transkutaner Kohlendioxidpartialdruck

Severinghaus entwickelte in San Francisco eine beheizte Glas-pH-Elektrode zur transkutanen Messung des pCO_2 für die Anästhesiologie. An der kalifornischen Universität von San Francisco (UCSF) wurde der **kombinierte pO_2-pCO_2-Fetalsensor** präsentiert [124].

Analog zur transkutanen pO_2-Messung wurde untersucht, ob auch **$p_{tc}CO_2$**-Messung als Überwachungstechnik für das fetale Monitoring angewendet werden kann [127] (▶ Abb. 14.1). Im Ergebnis konnte der pCO_2 gut über Saugelektroden gemessen werden. Unter kontrollierten Bedingungen zeigte sich eine gute Korrelation mit dem fetalen pCO_2 und mit pH-Wert.

Auch die transkutane pCO_2-Messung wurde in perinatalphysiologischen Studien zur klinischen Evaluation eingesetzt. Die Auswirkung des Positionswechsels auf den Feten wurde beispielsweise anhand der transkutanen pCO_2-Messung bewertet [124] (▶ Abb. 14.1).

Die transkutane pCO_2-Messung war Gegenstand von prospektiv randomisierten multizentrischen Studien. Es wurde kein evidenzbasierter Nutzen der Methode in der klinischen Routineüberwachung des Fetus gefunden.

> **Merke**
>
> Auch die transkutane Messung des Kohlendioxidpartialdrucks ($p_{tc}o_2$) wird zur Routineüberwachung des Feten nicht empfohlen.

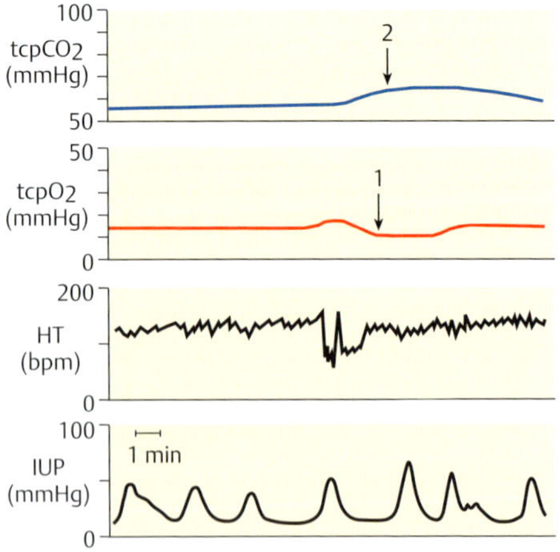

Abb. 14.1 Beispiel einer kombinierten transkutanen pO_2- und pCO_2-Messung bei Dystokie und Alterationen der fetalen Herzfrequenz. Zu sehen ist ein Abfall des transkutanen Sauerstoffpartialdrucks ($tcpO_2$) und ein Anstieg des transkutanen gemessenen Kohlendioxidpartialdrucks ($tcpCO_2$) (Quelle: [108]).

14.2 Pulsoxymetrie

Mit dem Ziel, eine kontinuierliche biochemische Analyse zu erreichen, wird die fetale Pulsoxymetrie **subpartual** mit **Fetalsensoren** eingesetzt. Die auf die kindliche Wange aufgelegten Sensoren ermöglichen reflektrometrisch eine Kalkulation der **Sauerstoffsättigung** (**SpO_2**).

Außerdem wurden Sensoren vorgeschlagen, die über eine Spiralelektrode am fetalen Skalp fixiert wurden. In Tierexperimenten und klinischen Studien nahm die Zahl fetaler Hypoxämie deutlich zu, wenn die fetale Sauerstoffsättigung unter 30 % sank [17], [20], [33], [48], [73], [116] (▶ Abb. 14.2).

Die Sättigung wird reflektrometrisch über am kindlichen Kopf (Wange) platzierte Sensoren kontinuierlich erfasst (▶ Abb. 14.3).

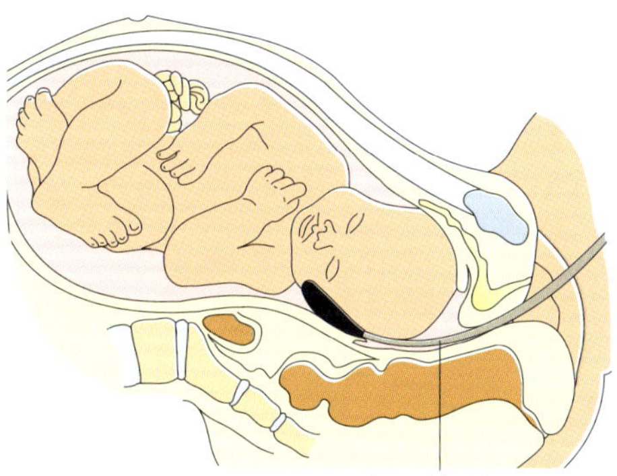

Abb. 14.2 Sensor für die fetale Pulsoxymetrie zur reflektrometrischen Erfassung der Sauerstoffsättigung (SpO_2). Er wird nicht invasiv auf der fetalen Wange platziert (Quelle: [108]).

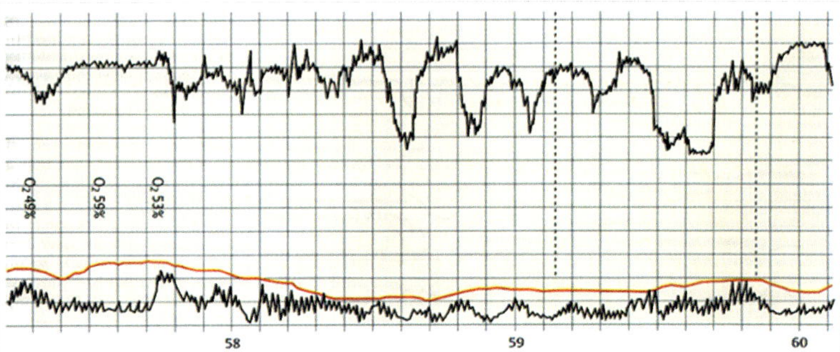

Abb. 14.3 Registrierung von Wehentätigkeit, fetaler Herzfrequenz und fetaler Sauerstoffsättigung während der Geburt (Quelle: [108]).

14.2.1 Evidenzanalyse

Die in einer Cochrane Metaanalyse zusammengefasst Studienergebnisse zeigen, dass die Zahl der operativen Entbindungen per Sectio caesarea wegen drohender Hypoxie mit der Pulsoxymetrie signifikant reduziert wurden. Von größerer Bedeutung sind jedoch die Ergebnisse aus Doppelblindstudien. Die Kenntnis der Pulsoxymetrie-Daten führte in diesen Studien zu einer Senkung weder der Schnittentbindungsrate noch der Azidoserate.

Zudem wurde die **Zuverlässigkeit der Methode** bei fetaler Anämie und beim Amnioninfektionssyndrom in Frage gestellt. Bei einer fetalen Anämie kann trotz sehr guter Sauerstoffsättigung die Sauerstoffversorgung des Körpers schlecht sein. Anhand der Sauerstoffsättigung könnte demnach bei fetaler Anämie keine Aussage darüber gemacht werden, ob die fetale Sauerstoffversorgung ausreichend ist.

Die Leitlinien-Kommission hat sich bezüglich der klinischen Wertigkeit mit der Pulsoxymetrie umfänglich befasst [9]. Sie hält die **Signalverluste** aufgrund mangelnder **Fixierung der Sensoren** auf der fetalen Wange für unbefriedigend. Das Problem könnte zwar durch die Nutzung einer invasiven Skalpelektrode weitgehend gelöst werden. Trotzdem reichen die evidenzbasierten Ergebnisse aus Studien zum fetalen Monitoring im Rahmen der klinischen Geburtsversorgung nicht für eine Empfehlung aus.

M!

Merke

Die Pulsoxymetrie kann derzeit nicht als Routinemethode im Rahmen der klinischen Geburtsversorgung empfohlen werden.

14.3 ST-Strecken-Analyse

Der klinische Nutzen der ST-Strecken-Analyse (**STAN**) wurde umfänglich untersucht [27], [53]. Ein EKG wird über Skalpelektroden vom kindlichen Kopf abgeleitet und der Anstieg der T-Wellen-Amplitude erfasst. Sie ist das Ergebnis eines gesteigerten Glykogenabbaus der Myokardzellen während einer metabolischen Azidose. Der T/QRS-Quotient steigt mit zunehmender fetaler Hypoxie und metabolischer Azidose während der Geburt an. Bei der STAN handelt es sich um eine direkte Überwachung des **biochemischen Status des Myokards**. Aufgrund der kardiovaskularen Adaptation (Sauerstoffsparschaltung) ist das fetale Herz erst spät von einer Störung der fetalen Sauerstoffversorgung betroffen.

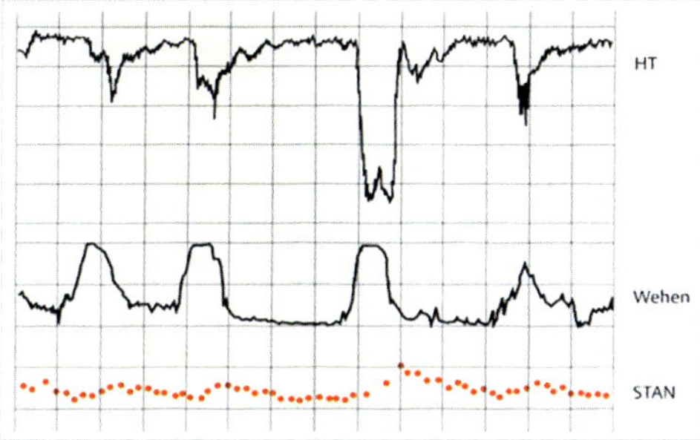

Abb. 14.4 Beispiel für die ST-Strecken-Analyse während der Geburt (Quelle: [108]).

STAN kann nach der abgeschlossenen 36 SSW eingesetzt werden. Die **Kontraindikation** für STAN sind identisch mit denen der Fetalblutanalyse [27], [53], [112].

Um eine klinische Schlussfolgerung ziehen zu können, muss die fetale Herzfrequenz zusammen mit den ST-Stecken analysiert werden. Studien zeigen sowohl eine **Reduktion** der Zahl der **operativen Entbindungen** als auch der Anzahl an Neugeborenen mit **metabolischer Azidose**. Die kontinuierliche Information über einen metabolischen Parameter ermöglicht unter definierten Vorbedingungen (30-minütige Vorlaufregistrierung, anfängliche Prüfung des fetalen Säure-Basen-Haushalts des Feten per FBA) eine Reduzierung der Anzahl an Fetalblutanalysen mit der Saling-Technik bei Erhalt der Überwachungssicherheit [27], [93], [112] (**EL IIa**) (▸ Abb. 14.4).

14.3.1 Evidenzanalyse

Die Cochrane-Analyse des klinischen Einsatzes der STAN bei ca. 10 000 Gebärenden fand insofern einen klinischen Nutzen, als insgesamt weniger Kinder mit schwerer Azidose und neonataler Enzephalopathie geboren wurden. Die Anzahl der operativen Entbindungen und der Fetalblutanalysen war niedriger. Als negativer Aspekt wurde die Notwendigkeit der Überwachung mittels Skalpelektrode erwähnt.

Die STAN liefert zu einem Zeitpunkt pathologische Signale, an dem die fetale Hypoxie häufig bereits weit fortgeschritten ist, sodass nur **wenig Handlungsspielraum** verbleibt.

Die Kommission zu der Leitlinienerstellung zur Kardiotokografie hat sich mit der Studienlage umfänglich beschäftigt und kommt zu dem Ergebnis, dass die Methode derzeit noch nicht empfohlen werden kann [9].

M!

Merke

Die ST-Strecken-Analyse wird derzeit nicht zum fetalen Monitoring empfohlen.

14.4 Bedeutung für den Klinikalltag

Die Suche nach einer zusätzlichen, den CTG-Befund absichernden Methode, die kontinuierlich und nicht invasiv die biochemischen Parameter im Rahmen des fetalen Monitorings erfasst, bleibt Gegenstand der perinatalen Forschung.

Als evidenzbasierter Standard wird derzeit nur die Fetalblutanalyse empfohlen. Sie ist als einzige Methode in der Routine anwendbar. Allerdings ist die FBA keine kontinuierliche und nicht invasive, sondern eine invasive und intermittierende Methode.

In den vergangenen Jahrzehnten haben sich Perinatologen umfänglich mit der Entwicklung von weniger invasiven kontinuierlich erfassenden Methoden sowohl für den Feten als auch für die Mutter beschäftigt. In der Übersicht sind mehrere untersuchte Methoden dargestellt und Sensoren entwickelt worden, die sowohl eine **kontinuierlichen Erfassung** ermöglichen als auch **weniger invasiv** sind.

Zu erwähnen sind

- die kontinuierliche pH-Messung,
- die kontinuierliche invasive Sauerstoffpartialdruckmessung (TpO_2),
- die transkutane Blutgasmessung beim Feten ($ptcO_2$ und $ptcCO_2$),
- die Auswertung des fetalen EKG über kontinuierliche eingesetzte Algorithmen (STAN),
- die für den Feten invasive oder reflektrometrischen Messung des kontinuierlich erfassten Sättigungsgrads im fetalen Blut (FS_PO_2).

Insgesamt muss bei derzeitiger Datenlage festgestellt werden, dass keine der hier aufgezählten Methoden außer der Kardiotokografie mit ergänzender intermittierender und invasiver Fetalblutanalyse für den breiten routinemäßigen Einsatz empfohlen werden können.

M!

Merke

Zum routinemäßigen breiten Einsatz im fetalen Monitoring wird zurzeit nur die Kardiotokografie mit ergänzender FBA empfohlen.

Die zukünftige Entwicklung wird zeigen, ob nicht invasive, kontinuierlich erfassende Systeme geeignet sind, biochemische Parameter in schonender und patientenfreundlicher Weise für den klinisch tätigen Perinatologen verfügbar zu machen. Hierzu werden insbesondere spektroskopische Techniken im Rahmen der perinatologischen Grundlagenforschung untersucht (NIRS = Nah-Infrarot-Spektroskopie, NMR = Kernspin-Resonanz-Spektroskopie).

Es bleibt abzuwarten, ob sich tatsächlich für die klinische Routine des fetalen Monitoring Verbesserungen ergeben.

15 Erwartungen an das fetale Monitoring

Es steht zu erwarten, dass die Ansprüche an das fetale Monitoring auch in Zukunft gleich dem Sicherheitsbedürfnis in der Schwangerenvorsorge und Geburtsüberwachung steigen werden [107].

15.1 Erhöhung der Sicherheit

Der Sicherheitsstandard in der Auswertung von Kardiotokogrammen wird sich durch die Computerisierung weiter verbessern. Die elektronische Auswertung von CTG-Aufzeichnungen reduziert die Inter- und Intra-Observer-Variabilität und schließt Überwachungslücken. Eine weitere Verbreitung des **computerisierten Auswertens** von Kardiotokogrammen, das derzeit in Interventionsstudien oder in einzelnen Zentren untersucht wird, ist deshalb zu erwarten [13], [15].

Ein wichtiger Faktor bei der Bewertung von CTG-Aufzeichnungen ist auch der Zeitaufwand der Auswertung. Über die **Online-Evaluation** kann ein CTG zeitnah bewertet werden. Verschiedene Methoden zur Onlineauswertung (z. B. Dawes und Redman, DMW-FIGO) werden abhängig von ihrer Reliabilität für eine klinische Anwendung empfohlen [2], [9], [13], [25], [76], [110], [119].

15.1.1 Dawes-Redmann-Kriterien

Die **Oxford-Computer-Kardiotokografie** nach den Dawes-Redmann-Kriterien ermöglicht potenziell die routinemäßige objektive Beurteilung der fetalen Herzfrequenz in kürzester Zeit (minimal 10 min). Die Dawes-Redmann-Kriterien wurden mit fetalen Outcome-Kriterien korreliert. Es zeigte sich, dass das Erreichen der Dawes-Redmann-Kriterien in hohem Maß mit einem ungefährdeten Zustand des Feten korreliert. Die Kriterien eignen sich demnach zur Rückversicherung über die Situation des ungeborenen Kindes.

Zu diesen **rückversichernden Zielkriterien** gehört auch eine STV > 4 ms. Die Kurzzeitvariation misst die Variabilität der durchschnittlichen absoluten zeitlichen Differenz zwischen konsekutiven Herzschlägen und ist nur computerisiert erfassbar. Es steht zu erwarten, dass durch die konsequente Erfassung der STV das kindliche Outcome verbessert werden kann. Seit Kurzem kann die STV nach Dawes und Redmann auch geräteunabhängig Online errechnet und mit dem FIGO-Score kombiniert werden.

15.1.2 Q-CTG nach Römer

Neben der beschriebenen antepartualen Überwachung des Feten schreitet auch die subpartuale computerisierte Analyse des Zustands des Feten voran. Mit dem Q-CTG nach Römer werden relevante FHF-Parameter quantifiziert und mit perinatalen Daten korreliert. Die Ergebnisse der Online-Analyse stimmen mit dem neonatalen Outcome überein. Die dem Q-CTG zugeordneten pH-Werte **korrelieren** mit den aktuellen Werten der FBA, also mit dem **Säure-Basen-Status** des Feten [110] (siehe klinisches Beispiel im Anhang). Weitere prospektiv randomisierte Interventionsstudien sollen den Nutzen des Q-CTG verifizieren.

15.1.3 Online-Analyse per FIGO-Schema

Eine weitere Möglichkeit zur Vereinfachung der Abläufe im Kreißsaal ist die Online-Analyse der fetalen Herzfrequenz nach dem FIGO-Schema mit dem **Ampelprinzip** (Grün = o. B., Gelb = suspekt, Rot = pathologisch) [119]. Sie könnte eine pragmatische Basis für ein optimiertes Kreißsaal-Management werden [9], [13].

M!

Merke

Die Zukunft des fetalen Monitoring wird im Ausbau der computerisierten Auswertung liegen. Online-Analysen haben einen hohen Stellenwert durch ihre schnelle Verfügbarkeit.

15.2 Perspektiven

Die Atmosphäre im Kreißsaal wird einerseits geprägt von der klinischen Situation der Schwangeren und ihres Kindes, andererseits vom Wunsch der Gebärenden nach einer **familiären Betreuung**. Dieses Spannungsfeld wirkt sich auch auf das fetale Monitoring aus, das eine angemessene Rücksichtnahme auf die Bedürfnisse der Gebärenden unter ihrer Familie ermöglichen sollte. Eine entscheidende Rolle dürfte in diesem Zusammenhang die Entwicklung von nicht invasiven und telemetrischen Verfahren einnehmen, die die Mobilität der Schwangeren bei gleichzeitiger kontinuierlicher Registrierung der kindlichen und mütterlichen Daten erlaubt [1], [6], [15], [16], [22], [23], [29], [68], [69], [78], [80].

M!

Merke

- Die Zukunftsperspektive der Geburtsüberwachung ist neben der Sicherheit von Fetus und Gebärender die Zufriedenheit der Familie.
- Das Wohl und die Befindlichkeit der Gebärenden und ihres Partners sollen im Fokus der ärztlichen Bemühung bleiben [47].

15.2.1 Nah-Infrarot-Laser-Spektroskopie

Ziel von Arbeiten zur Verbesserung der Überwachung des Feten ist die Entwicklung von kontinuierlichen nicht invasiven Verfahren zur direkten Erfassung von **biochemischen Parametern der fetalen Neurozyten.** Hierzu erscheinen insbesondere spektroskopische Verfahren grundsätzlich geeignet. Die Nah-Infrarot-Laser-Spektroskopie unter Verwendung von Licht niedriger Intensität und definierter Wellenlänge im Bereich von 700–1000 nm wird hierbei in ein biologisches Sample eingestrahlt [3], [123].

Das nach Streuung reflektierte Licht ist charakteristisch für die jeweilige Oxygenierung und für den biochemischen Zustand des Gewebes (▸ Abb. 15.1).

Die Messung des **Redoxstatus** des Gewebes (Zytochrom aa3) sowie des oxygenierten und reduzierten Hämoglobins und die Berechnung des totalen Blutvolumens ist hierbei möglich. Mit der heutigen Lasertechnologie ist eine Erfassung bis in eine Tiefe von 9 cm grundsätzlich möglich. Im Rahmen europäischer Studien wurde die quantitative Berechnung der Parameter untersucht (NIRS-Projekt). Als ein Ergebnis der Studie wurde gezeigt, dass die Anwendung der Laser-Spektroskopie zur Überwachung des Feten grundsätzlich möglich ist [3] (▸ Abb. 15.2).

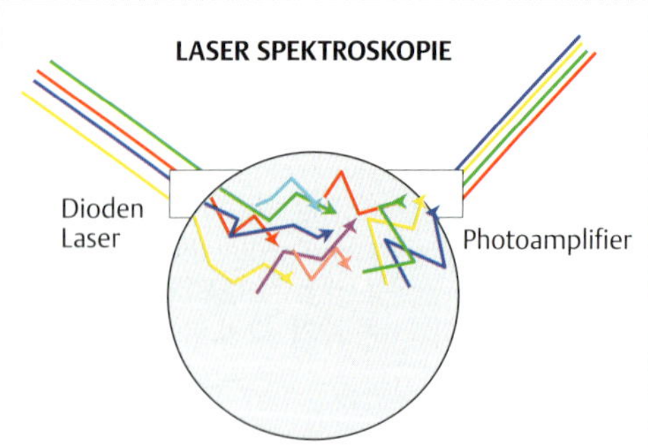

Abb. 15.1 Innovative Sensoren zur nicht invasiven kontinuierlichen Erfassung von biochemischen Parametern durch Spektroskopie – optische Verfahren mit Laserdioden und Photoamplifier. Schema angewandte Physik.

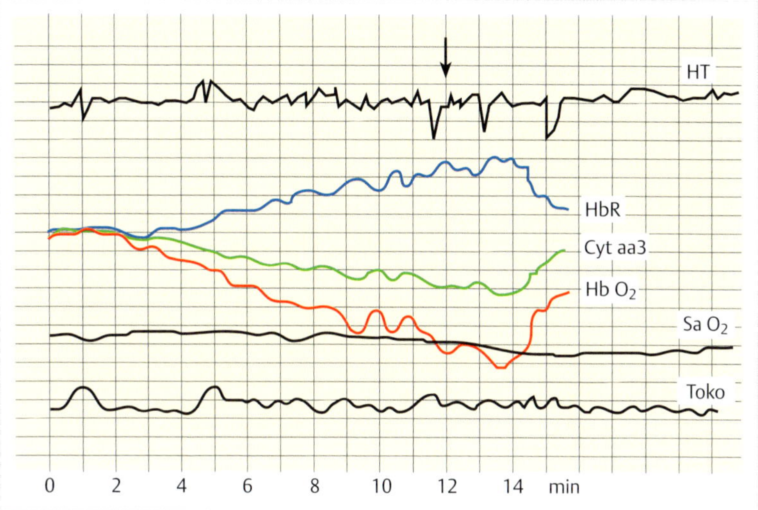

Abb. 15.2 Polygrafische Registrierung. Kontinuierliche Erfassung der Wehentätigkeit, der fetalen Herzfrequenz (CTG), der fetalen Sauerstoffsättigung (SaO_2), des reduzierten Hämoglobins (HbR), des oxygenierten Hämoglobins im zentralen Blut und des Zytochrom aa3 (Cyt aa3) im fetalen Gewebe (Quelle: [108]).

Merke

Die Überwachung des Feten per Laser-Spektroskopie ist grundsätzlich möglich.

15.2.2 Juristisches Risikomanagement

Die Zukunftsentwicklung der Geburtsmedizin muss ein juristisches Risikomanagement beinhalten [35], [120]. In diesem Zusammenhang wird die Sicherheit von Mutter und Kind sowie zunehmend die Verminderung nicht indizierter operativer Eingriffe von Bedeutung sein. Die Entscheidungsfindung als „Shared Decision" wird zu einer gemeinsamen Verantwortlichkeit führen [1], [34], [65], [71].

16 CTG-Atlas

Im folgenden Kapitel finden Sie originale CTG-Aufzeichnung, zunächst ohne Kommentar zur eigenen Beurteilung. Auf der folgenden Seite wird das CTG vom Autor und der Hebamme getrennt kommentiert, nach FIGO klassifiziert (Stand 2012) und die ärztlichen Konsequenzen definiert.

16.1 Fall 1

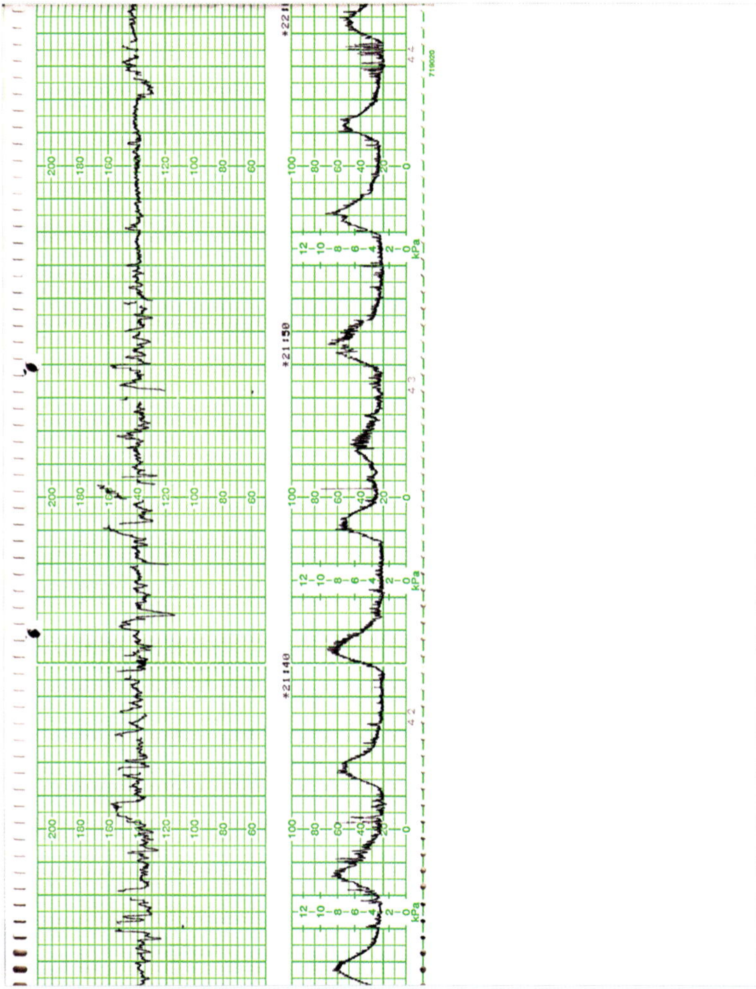

Abb. 16.1 Patientin: 35 Jahre, I. Para, 40 + 1 Schwangerschaftswoche (35 J, I P, 40 + 1 SSW). Subpartuales CTG in der frühen Eröffnungsphase.

- Beschreibung
  - regelmäßiger Wehentätigkeit
  - Basalfrequenz: 140 SpM
  - Oszillationsamplitude: zunächst > 5 SpM und < 25 SpM ⇒ normal
  - Akzelerationen: sporadisch bei Kindsbewegungen (spitze Zacken in der Tokografie)
  - Dezelerationen: keine
- Beurteilung
  - nach AWMF: suspektes CTG
  - nach **FIGO-Score: S, suspektes CTG**
  - am Ende der Registrierung Übergang in silente Oszillation und eine Dezeleration (↓) mit Frequenzverlust von > ½ Bandbreite < 30 (auffälliger Oszillationsbefund nach FIGO!)
- klinische Konsequenz
  - ggf. bei Rückenlage Umlagerung in Seitenlage
  - 25 µg Fenoterol zur Tokolyse
  - Fortsetzung der CTG-Aufzeichnung

Die Sicht der Hebamme

Bei der Beurteilung nach FIGO- Score suche ich mir die für mich schlechtesten 10 Minuten im CTG. In diesem CTG: im letzten Teil der Aufzeichnung.

Beschreibung

- Baseline: ca. 140 SpM ⇒ normofrequent
- Oszillation: anfangs > 5 SpM ⇒ physiologisch; am Ende < 5 SpM ⇒ sehr stark eingeengt ⇒ silent
- Akzelerationen: abnehmend zum Ende der 10 min, am Ende keine mehr
- Dezelerationen: am Ende der Aufzeichnung nach Definition

Einschätzung

- anfangs physiologisches Muster mit guter Oszillation, sporadischen Akzelerationen, ohne Dezelerationen
- zum Ende hin suspekte Phase durch Verlust der Akzelerationen und verringerte Oszillationsbreite
- nach FIGO-Definition am Ende eine Dezeleration
- regelmäßige Wehentätigkeit mit regelrechten Pausen von 2–3 min,
- verlängerter Abfall der Wehe nach ihrem Höhepunkt im Vergleich zum Wehenanstieg

weiteres Vorgehen

- Fortsetzung der CTG-Aufzeichnung über 30–40 min und erneute Beurteilung (Erwartung: Das Kind befindet sich am Ende der bisherigen Aufzeichnung scheinbar in einer Ruhephase. Nach weiteren 30–40 min müsste es wieder aktiver sein und das CTG eine größere Oszillationsbreite und Akzelerationen zeigen.)
- mütterliche Flüssigkeitszufuhr erhöhen: Angebot von Getränken oder freien Infusionen
- Veränderung der mütterlichen Position: erst am Ende der weiteren Beobachtungsphase, wenn nötig
- besonderes Augenmerk auf die Entwicklung der Wehentätigkeit, die Einhaltung von Wehenpausen und die Entwicklung des basalen Grundtonus legen
- Information an den dienstsführenden Klinikarzt

16.2 Fall 2

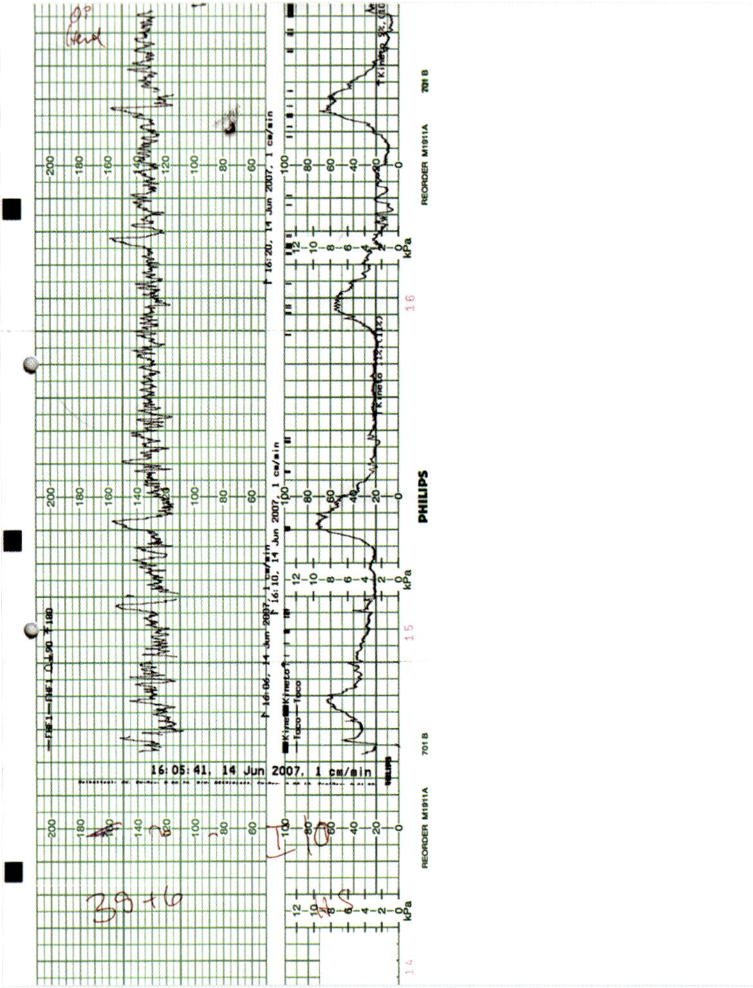

Abb. 16.2 **Patientin: 19 J, 0 P, 39 + 6 SSW.** CTG aus der frühen Eröffnungsperiode.

- Beschreibung
  - regelmäßige Wehentätigkeit mit Wehenabständen von Minuten
  - Kinetogramm mit Körper und Extremitätenbewegungen
  - Basalfrequenz: 135 SpM ⇒ unauffällig
  - Oszillation: > 5 SpM und < 25 SpM ⇒ normal (undulatorisch)
  - Akzelerationen: sporadisch
- Beurteilung
  - **FIGO- Score: N, normales CTG**
- klinische Konsequenz
  - weitere Aufzeichnung des CTG aufgrund des angedeuteten Abfalls der Herzfrequenz nach der Akzeleration bei sensibler Interpretation angebracht

Die Sicht der Hebamme

Beschreibung

- Baseline: 135 SpM ⇒ normofrequent
- Akzelerationen: sporadisch, also wehenunabhängig, mit einer Amplitude > 15 SpM über > 15 s
- Oszillationsamplitude: > 5 SpM und < 25 SpM ⇒ undulatorisch
- Dezelerationen: keine
- Wehentätigkeit: regelrecht alle 3–4 min mit einem etwa zeitgleichem Anstieg und Abfall vor und nach dem Wehenhöhepunkt

Einschätzung

- regelrechte Wehentätigkeit mit guten mütterlichen Erholungsphasen
- nach FIGO normales CTG (N)
- gute Kindsbewegungen im Kinetogramm
- gutes Sauerstoffversorgung des Feten (sporadische Akzelerationen)
- Anmerkung: Die dezenten Mitreaktionen, die nach der 2. und 4. Wehe auf eine wehensynchrone Akzeleration folgen, sollten im Verlaufs-CTG beachtet werden.

weiteres Vorgehen

- im nächsten Verlaufs-CTG Augenmerk auf fetale Herzfrequenz bei wehensynchronen Wehen
- Kontrolle der kindlichen Herztöne nach 2–3 h, eher bei zunehmender Wehentätigkeit
- Unterbrechung der Aufzeichnung für ein Entspannungsbad oder größere Mobilität der Mutter möglich

16.3 Fall 3

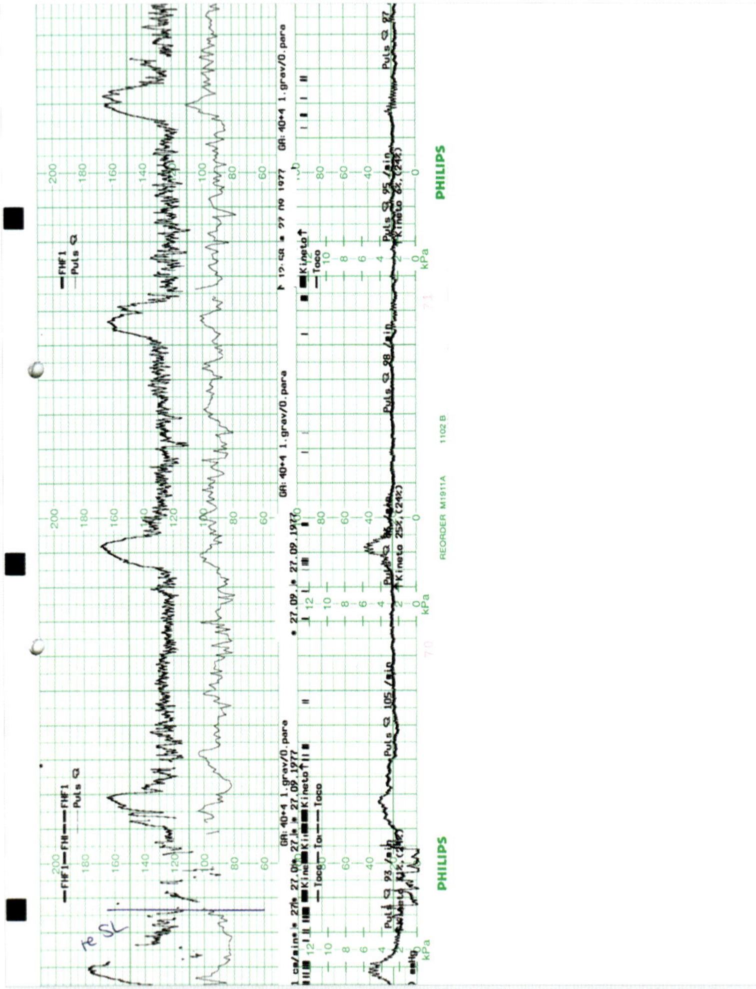

Abb. 16.3 Patientin: 41 J, II P, 42 + 0 SSW. CTG aus der frühen Eröffnungsperiode. Externe Wehenregistrierung, Kinetogramm, mütterlichem Puls per Pulsoxymetrie.

- Beschreibung
  - Grundfrequenz: 125 SpM ⇒ unauffällig
  - Oszillationsfrequenz: > 5 SpM und < 25 SpM ⇒ unauffällig
  - Akzelerationen: wehenabhängig ⇒ suspektes Muster
  - Wehentätigkeit: alle 3–4 Minuten (schlechte Aufzeichnung aufgrund Adipositas der Mutter, BMI: 29 kg/m²)
  - mütterliche Herzfrequenz: 85–90, deutlich unterschiedlich zur fetalen Frequenz ⇒ unauffällig
  - Kindsbewegungen: als Ganzkörperbewegung registriert
- Beurteilung
  - Hinweis auf Kompensation einer in der Wehe eingeschränkte Oxygenierung (periodische Akzelerationen)
  - **FIGO-Score: S, suspektes CTG**
- klinische Konsequenz
  - kontinuierliche CTG-Aufzeichnung in der frühen Eröffnungsphase
  - strikte Seitenlage der Mutter

Die Sicht der Hebamme

Beschreibung

- Baseline: 125 SpM ⇒ Norm
- Oszillationsamplitude: > 5 SpM und < 25 SpM ⇒ Norm
- Dezelerationen: keine ⇒ physiologisch
- Akzelerationen: vorhanden, fraglich, aber wahrscheinlich wehensynchron ⇒ suspekt
- Wehentätigkeit etwa alle 5–7 min
- grafische Darstellung der mütterlichen Pulskurve parallel zum fetalen Puls (über den Tokoaufnehmer)
- mütterliche Herzfrequenz: 95 SpM (über der Wehenkurve nochmals numerisch angezeigt)
- Kindsbewegungen: anfangs reichlich, abnehmend nach Lagerung der Mutter auf die rechte Seite

Einschätzung

- FIGO-Score: S, suspektes CTG
- Wehentätigkeit wegen Adipositas per magna der Mutter (BMI: 29 kg/m²) nicht konsequent beurteilbar
- kindliche Herztöne und mütterlicher Puls aufgrund der deutlichen Darstellung nicht zu verwechseln

weiteres Vorgehen

- Fortführen der CTG-Ableitung (Pflicht bei suspektem CTG)
- konservative Beobachtung der Herztonkurve und aller weiteren Parameter des CTG
- verstärkte Atemanleitung der Schwangeren (tiefe Bauchatmung) zur Verbesserung der eingeschränkten Oxygenierung in der Wehe
- weiterer Lagewechsel der Mutter nach 30–40 min in dieser Position zur besseren Oxygenierung des Feten
- **Information des Kreißsaalarztes über das CTG (Pflicht)!**

16.4 Fall 4

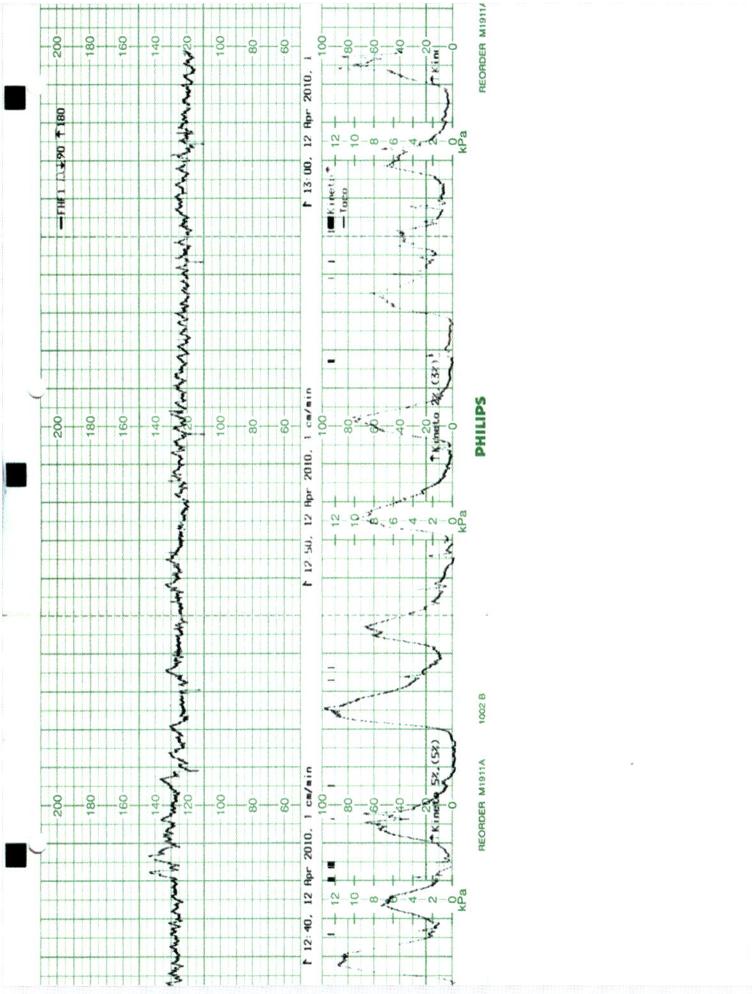

Abb. 16.4 **Patientin: 31 J, 0 P, 41 + 1 SSW.** CTG aus der späten Eröffnungsperiode.

- Beschreibung
  - regelmäßige Wehentätigkeit
  - wenige Kindsbewegungen im Kinetogramm
  - Herzfrequenz: 120–125 SpM ⇒ normal
  - Oszillationsfrequenz: > 5 SpM und < 25 SpM ⇒ normal
  - Dezelerationen: keine
  - Akzelerationen: keine in 30 Minuten
- Beurteilung
  - **FIGO-Score: S, suspektes CTG**
  - **Beachte:** Fehlen einer weiteren Akzeleration nach Kindsbewegung (12.53 Uhr) innerhalb von 20 Minuten;
- klinische Konsequenz
  - Weiterschreiben der Kardiotokografie zum Nachweis von Akzelerationen zur Rückversicherung

M!

Merke

Als normal gelten CTG mit 2 Akzelerationen innerhalb von 20 Minuten.

Die Sicht der Hebamme

Beschreibung

- Baseline: 120 SpM
- Oszillationsamplitude: etwa 5 SpM ⇒ grenzwertig undulatorisch
- Dezelerationen: keine
- Akzelerationen keine
- Wehentätigkeit: alle 1–2 Minuten

Einschätzung

- FIGO-Score: S, suspektes CTG (zweite Hälfte der Aufzeichnung)
- eventuell anstehende Ruhephase des Feten (Fehlen von Akzelerationen und Abnehmen der Kindsbewegungen)
- häufige, scheinbar kräftige und produktive Wehen

weiteres Vorgehen

- Fortsetzung des CTG (Erwartung: stärker undulatorische Oszillationen und Akzelerationen am Ende der fetalen Ruhephase)
- ausreichende Wehenpausen kontrollieren
- ausreichende mütterliche Energie- bzw. Flüssigkeitsversorgung mit Getränken oder Infusion (Es sieht nach kräftig zu veratmenden Wehen aus!)

- wahrscheinlich regelmäßige Positionswechsel der Mutter in der späten Eröffnungsperiode (Die meisten Frauen „bearbeiten“ aktiv die Wehen)

16.5 Fall 5

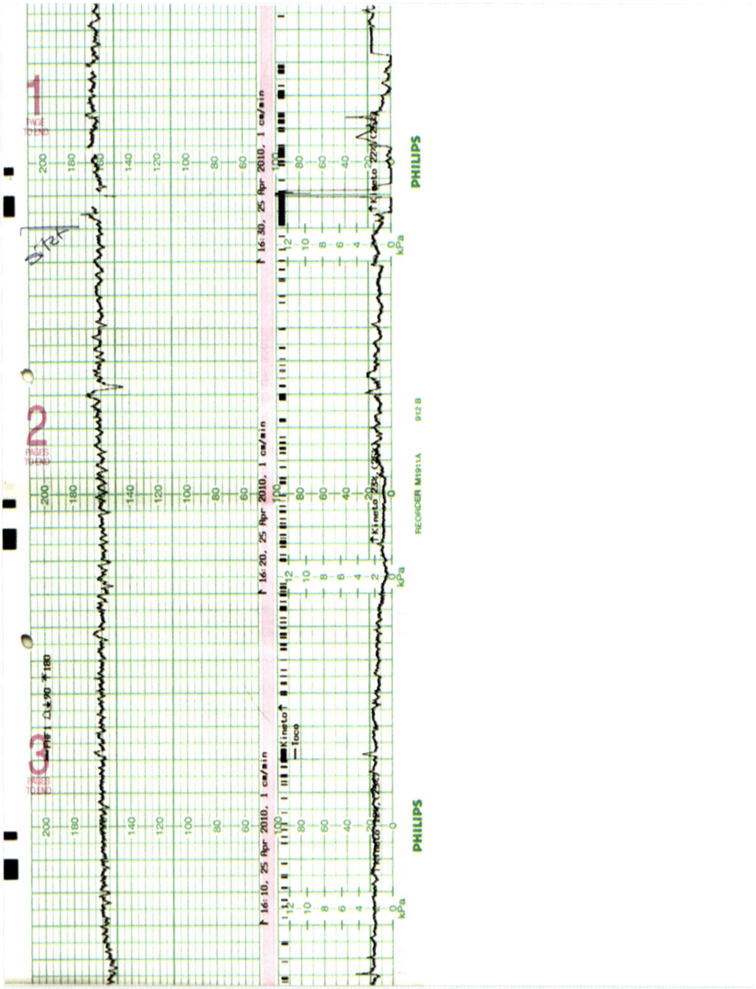

Abb. 16.5 Patientin: 28 J, I P, 40 + 3 SSW. Kardiotokogramm bei Aufnahme einer Patientin in den Kreißsaal wegen subjektiv nachlassender Kindsbewegungen. CTG-Ausführung einschließlich Kinetogramm.

- Beschreibung
  - basale Herzfrequenz: 140 SpM langsam ansteigend auf > 160 SpM (leichte Tachykardie) ⇒ suspekt
  - Oszillation: knapp > 5 SpM (fast silent)
  - Akzelerationen: keine
  - Kindsbewegungen: deutlich nachweisbar (spitze Zacken in der Tokografie und breiter Balken im Kinetogramm)
  - Tokografie: 1 Kontraktion am Ende der Registrierung
- Beurteilung
  - **FIGO-Score: 2 x S = P, pathologisches CTG**
  - suspekte mögliche beginnende Tachykardie (Vorsicht langsamer Frequenzanstieg!)
  - möglicherweise Vena-cava-Syndrom durch sitzende Position der Patientin
- klinische Konsequenz
  - Umlagerung der Patientin in die linke Seitenlage
  - weitere CTG-Aufzeichnung
  - Ausschluss einer beginnenden Hypoxie

Die Sicht der Hebamme

Dieses CTG erscheint schon bei der ersten Betrachtung auffällig!

Beschreibung

- Baseline: 160 SpM, startend bei 150 SpM ⇒ pathologisch
- Oszillationsamplitude: ca. 5 SpM, eingeengt ⇒ suspekt; anfangs < 5 SpM ⇒ pathologisch
- Dezelerationen: keine ⇒ physiologisch
- Akzelerationen: keine ⇒ pathologisch
- Wehentätigkeit: keine

Einschätzung

- FIGO-Score: P, pathologisches CTG
- pathologisches CTG durch stark eingeengte Oszillation und Fehlen von Akzelerationen über 30 min trotz Kindsbewegungen

weiteres Vorgehen

- zügige Information des Arztes (sollte schon passiert sein)
- Umlagerung der Mutter in die Seitenlage zur Verbesserung der kindlichen Sauerstoffversorgung (wahrscheinlich bereits durchgeführt nach Dokumentation der sitzenden Position)

- Vorbereitung ärztlicher Maßnahmen zur Abklärung der Sauerstoffversorgung des Feten (FBA)
- weiteres Umlagern der Frau in linke oder rechte Seitenlage
- Anbieten von Getränken
- Stimulierung des Feten, z. B. Weckversuche durch die Mutter selbst, akustische Reize für den Feten

Es ist obligat, dass alle Hebammen ein CTG routinemäßig in linker Seitenlage anlegen, um eine Sauerstoffunterversorgung durch ein Vena-Cava-Syndrom zu verhindern.

16.6 Fall 6

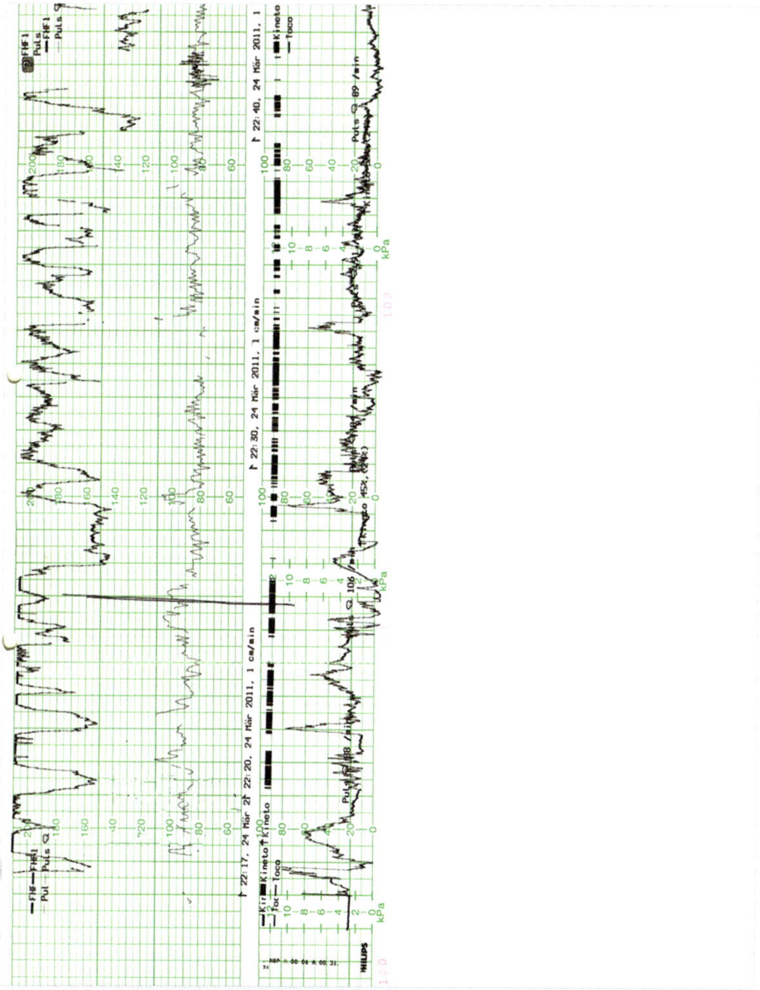

Abb. 16.6 Patientin: 25 J, 0 P, 38 + 4 SSW. CTG aus der frühen Eröffnungsperiode (Muttermund < 2 cm).

- Beschreibung
  - kindliche Herzfrequenz: > 200 SpM, Basisfrequenz nicht definierbar ⇒ pathologisch
  - Oszillationen: eingeschränkt
  - Dezelerationen: variabel
  - Wehentätigkeit: unregelmäßig
  - Kindsbewegungen: reichlich im Kinetogramm
  - mütterliche Frequenz: 80 SpM (registriert über Pulsoxymetrie)
- Beurteilung
  - **FIGO-Score: P, pathologisches CTG**
  - supraventrikuläre Tachykardie in der fetalen Echokardiografie
- klinische Konsequenz
  - unmittelbare Bereitschaft
  - Not-Sectio caesarea

Die Sicht der Hebamme

Beschreibung

- Baseline: nicht eindeutig festzulegen, evtl. bei 160 SpM
- Oszillationsamplitude: ca. 5 SpM, eingeschränkt
- Dezelerationen: fraglich variable
- Akzelerationen: fraglich prolongiert oder keine (bei fehlender Baseline kaum zu beurteilen)
- Kindsbewegungen: hohe Aktivität des Feten (lange Balken im Kinetogramm)
- mütterliche Pulsfrequenz: ca. 80 SpM ⇒ normal

Einschätzung

- FIGO-Score: P, pathologisches CTG
- erhöhte Herzfrequenz möglicherweise durch starke Kindsbewegungen verursacht
- hoch pathologisch, weitere Informationen nötig (siehe unten)!

weiteres Vorgehen

- Sectio-Bereitschaft herstellen
- Weiterführen des CTG und intensive Beobachtung
- Entscheidung zur operativen Geburtsbeendigung durch Facharzt

Bei diesem hoch pathologischen CTG müssen folgende **Fragen** beantwortet werden, um eine verantwortungsvolle Entscheidung für oder gegen eine operative Entbindung treffen zu können:

- Wie ist die mütterliche Körpertemperatur?

- Hat die Mutter genügend Flüssigkeit zu sich genommen? (Es wird am Anfang freie Flüssigkeit per Infusion angeboten, um die wirkliche Baseline der kindlichen Herztöne besser herausfinden zu können.)
- Finden sich im mütterlichen Blut Anzeichen für eine Infektion wie eine Erhöhung der Leukozyten und/ oder des CRP-Wertes?
- Stellt sich der Geburtsfortschritt mit einer Muttermundseröffnung und dem Tiefertreten des kindlichen Kopfes dar oder ist dieser nur gleichbleibend oder mit einer geringen Dynamik?

16.7 Fall 7

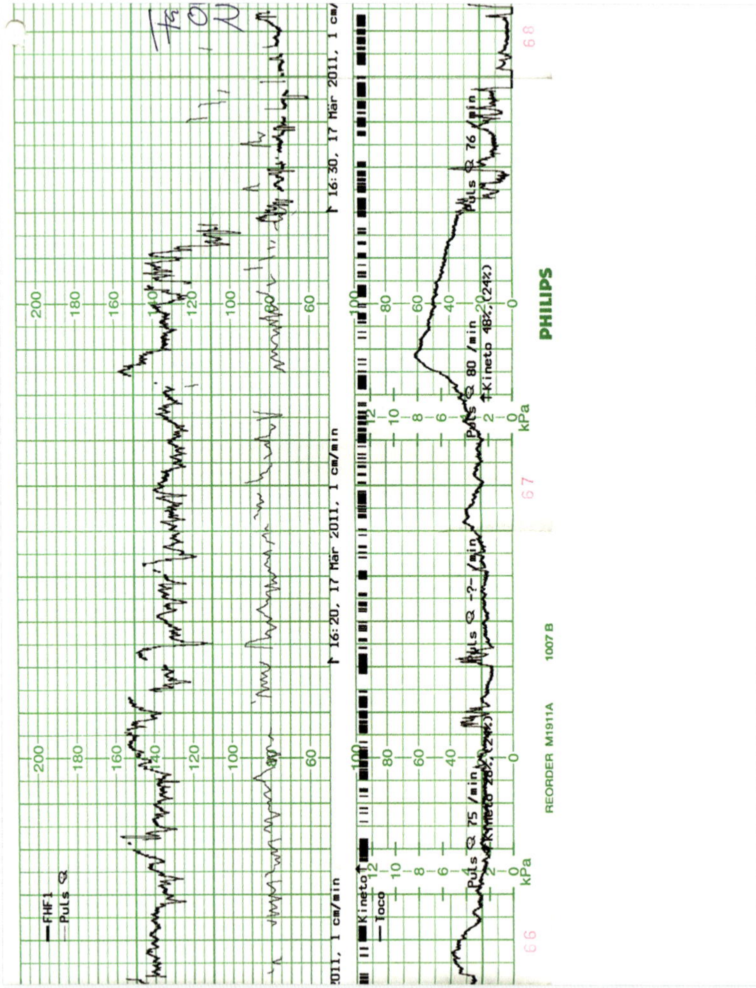

Abb. 16.7 Patientin: 23 J, II P, 37 SSW. CTG aus der frühen Eröffnungsperiode, ausgeführt als Kinetogramm unter Registrierung der mütterlichen Herzfrequenz.

- Beschreibung
  - kindliche Frequenz vor 16.25 Uhr: 135 SpM ⇒ normal
  - kindliche Frequenz 16.25 Uhr: deutlicher Abfall auf 75 SpM
  - Oszillationsamplitude: > 5 SpM ⇒ unauffällig
  - Oszillation 16.25 Uhr: keine
  - Dezelerationen: keine
  - Akzelerationen: sporadisch nachweisbar
  - Wehentätigkeit: unregelmäßig, Dauerkontraktion nach 16.25 Uhr
  - Kindsbewegungen: reichlich
  - mütterliche Pulsfrequenz: 80 SpM, deutlich unterschiedlich vom Kind am Anfang der Registrierung
  - Klinik der Mutter: stechender Schmerz und hämodynamische Reaktion
- Beurteilung
  - **FIGO-Score: P, Indikation zur Not-Sectio**
  - AWMF: pathologisches CTG aufgrund Bradykardie
- klinische Konsequenz
  - unmittelbare Not-Sectio
- weitere Entwicklung
  - Geburt eines lebensfrischen Kindes
  - kindliche Azidose
  - Nachweis einer vorzeitigen Plazentalösung
  - intraoperative kindliche Anämie

Die Sicht der Hebamme

Beschreibung bis zur Dauerkontraktion

- Baseline: anfangs 130 SpM ⇒ physiologisch
- Oszillation: > 5 SpM ⇒ physiologisch
- Dezelerationen: keine im ersten Drittel
- Akzelerationen: mehrfach sporadisch ⇒ physiologisch
- Kindsbewegungen: gut erkennbar im Kinetogramm
- mütterlicher Puls: ca. 80 SpM ⇒ normofrequent
- Wehentätigkeit: leicht

Beschreibung ab der Dauerkontraktion

- Wehentätigkeit: Dauerkontraktion über ca. 5 min
- fetale Frequenz. Abfall bis auf 75 SpM ohne Erholung
- mütterliche Pulsfrequenz: Anstieg
- klinisches Befinden der Frau: starke Schmerzen

Einschätzung

- FIGO-Score: P, pathologisches CTG

weiteres Vorgehen

- zügige Information und Hinzuziehen des Facharztes
- Vorbereitung zur Not-Sectio caesarea
- nach Indikation durch den Facharzt Vorbereitung der Frau im Operationssaal

16.8 Fall 8

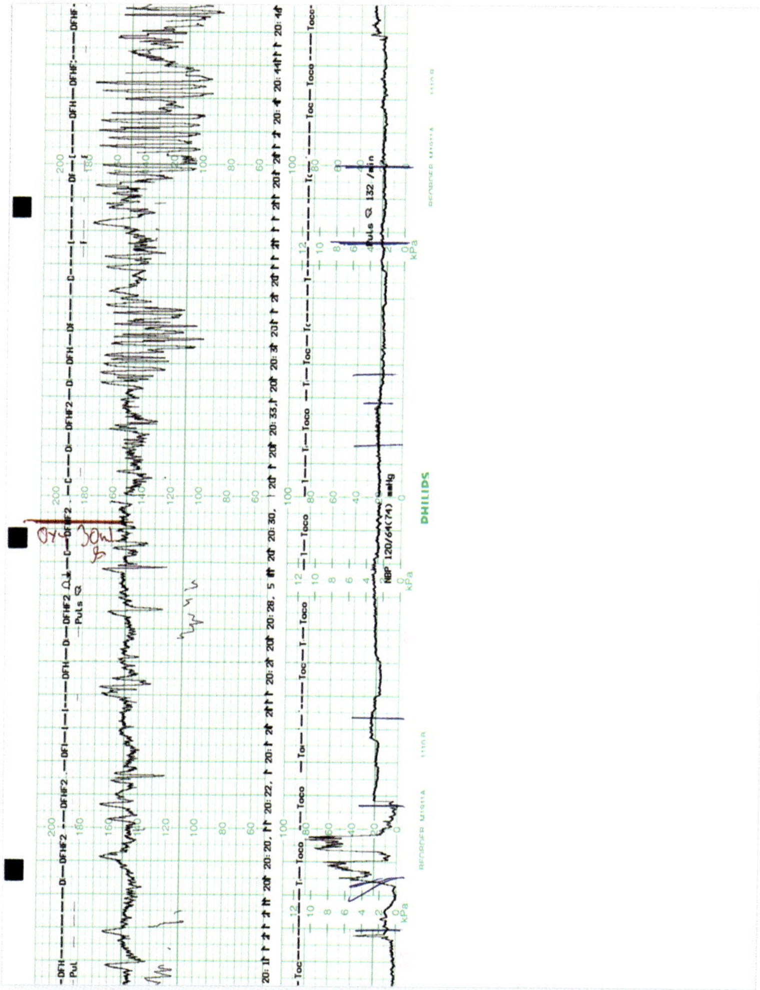

Abb. 16.8 Patientin: 19 J, 0 P, 37 + 2 SSW. CTG mit externer tokografischer Registrierung in der späten Eröffnungsperiode bei einer sehr adipösen Patientin (Body-Mass-Index > 40 kg/m2).

- Beschreibung
  - fetale Herzfrequenz: 145 SpM ⇒ unauffällig
  - Oszillationsamplitude am Anfang: > 5 SpM und < 25 SpM
  - Oszillationsamplitude nach 20.33 Uhr: > 25 SpM, saltatorisches Muster
  - Wehentätigkeit: unregelmäßig; keine Registration über externe Tokografie, handschriftliche Kennzeichnung durch die Hebamme
  - mütterliche Pulsfrequenz: partiell 100 SpM
- Beurteilung
  - **FIGO-Score: S, suspektes CTG**
- klinische Konsequenz
  - dringend kontrollbedürftiges CTG

Die Sicht der Hebamme

Die kindlichen Herztöne werden aufgrund einer starken mütterlichen Adipositas per magma mittels einer Kopfschwartenelektrode direkt abgeleitet.

Eine Aufzeichnung der mütterlichen Wehen ist technisch nicht möglich, so dass die Wehenfrequenz nur über die gekennzeichneten Markierungen der Hebamme nachzuvollziehen ist.

Die Dauer der Wehen ist nicht einzuschätzen.

Beschreibung

- Baseline: liegt bei 145 SpM, sie ist normofrequent
- Oszillation: erscheint normofrequent > 5 SpM, < 25 SpM, einige Passagen (z. B. bei ca 20:25 bis ca 20:28) verringert sie sich in einen eingeengt undulatorischen Moment
- Akzelerationen: sind im ersten Teil der Aufzeichnung sporadisch, in ausreichender Form zu finden
- Dezelerationen: sind nicht vorhanden, einige leichte Spikes sind aufgezeichnet

Einschätzung

- trotz eines hohen BMIs der Gebärenden ist die Ableitung des CTG's in den ersten ⅔ der Aufzeichnung sehr gut möglich, und es kann von einem guten Vitalitätszustands des Feten ausgegangen werden
- schwieriger erscheint die fetale Herztonableitung in letzten Drittel der Ableitung, da es sich meiner Meinung nach um aufgezeichnete Artefakte handelt
- eventuell liegt die Elektrode nicht mehr adäquat am kindlichen Kopf
- die Baseline ist hier nur ein geringes Stück bei 145 SpM zu erkennen, **fragliche** Dezelerationen sind erkennbar

- wird die mütterliche Pulsfrequenz eventuell auf Grund eines technischen Fehlers abgeleitet?

weiteres Vorgehen

- die vollständige, qualitativ richtige Ableitung, muss wieder hergestellt werden
- das Legen einer neuen Elektrode, oder das Korrigieren des Sitzes der liegenden Elektrode muss veranlasst werden. Das suspekte CTG muss, bei höherer Qualität der Aufzeichnung, weiter überwacht werden.

16.9 Fall 9

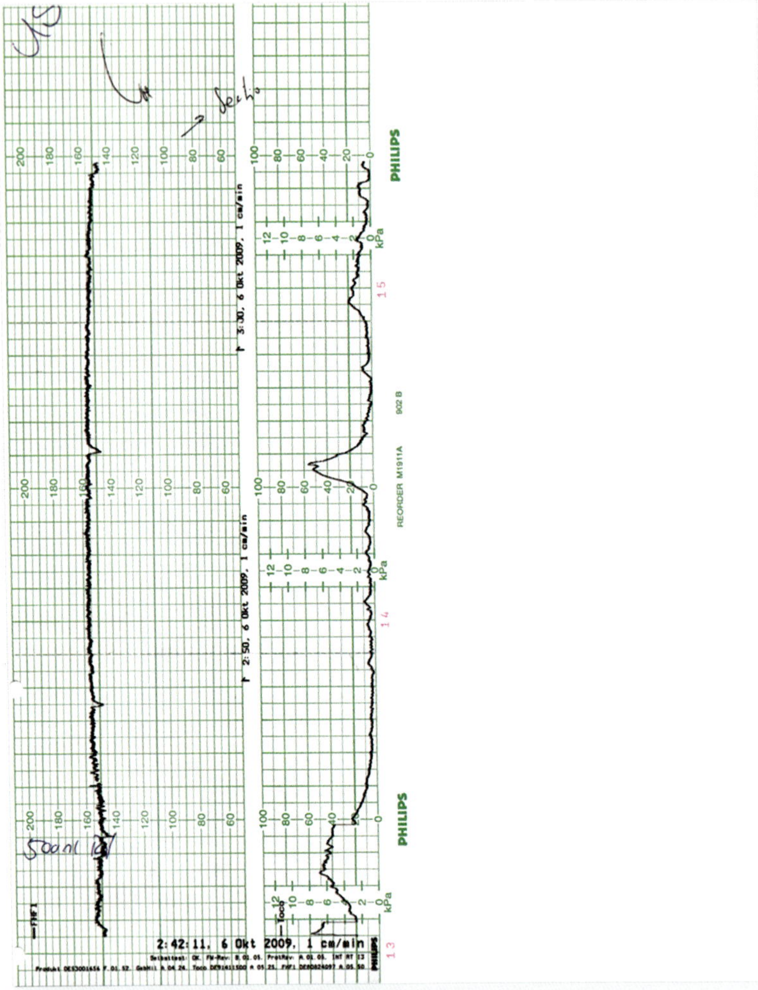

Abb. 16.9 **Patientin: 34 J, I P, 39 + 6 SSW.** CTG aus der frühen Eröffnungsperiode.

- Beschreibung
  - fetale Herzfrequenz: 150 SpM zu Beginn mit Anstieg auf 155 SpM im Verlauf
  - Oszillationsamplitude: < 5
  - Dezelerationen: DIPO
  - Akzelerationen: keine
  - Wehentätigkeit: unregelmäßig
- Beurteilung
  - nach AWMF: S, suspektes CTG
  - **FIGO-Score: S, suspektes CTG** bei silenten Muster
  - silentes CTG
- klinische Konsequenz
  - Fortführung der CTG-Aufzeichnung
- weitere Entwicklung
  - unauffälliges CTG im Verlauf
  - Spontangeburt eines Kindes in gutem Zustand

M!

Merke

Silentes CTG > 40 min und < 90 min ⇒ suspektes CTG

Silentes CTG > 90 min ⇒ pathologisches CTG, das klinische Reaktion (operative Entbindung) erfordert.

Die Sicht der Hebamme

Beschreibung

- Baseline: anfangs 150 SpM, Erhöhung um 5–10 SpM im Verlauf, Abfall zum Ende der Aufzeichnung ⇒ physiologische Baseline
- Oszillationen: < 5 SpM ⇒ pathologisch
- Dezelerationen: keine ⇒ physiologisch
- Akzelerationen: keine ⇒ pathologisch
- Wehentätigkeit: unregelmäßig, leicht

Einschätzung

- FIGO-Score: P, pathologisches CTG (2 Parameter pathologisch)
- silentes CTG
- auffällige fehlende Registrierung von Kindsbewegungen im Kinetogramm
- Hinweis auf schlechte Oxygenierung des Feten (lang andauerndes silentes CTG)

weiteres Vorgehen

- Benachrichtigung des diensthabenden Facharztes
- Verbesserung der Oszillation durch Infusion freier Flüssigkeit
- evtl. Positionsveränderung der Mutter (möglicherweise Verbesserung der intrauterinen fetalen Situation)

16.10 Fall 10

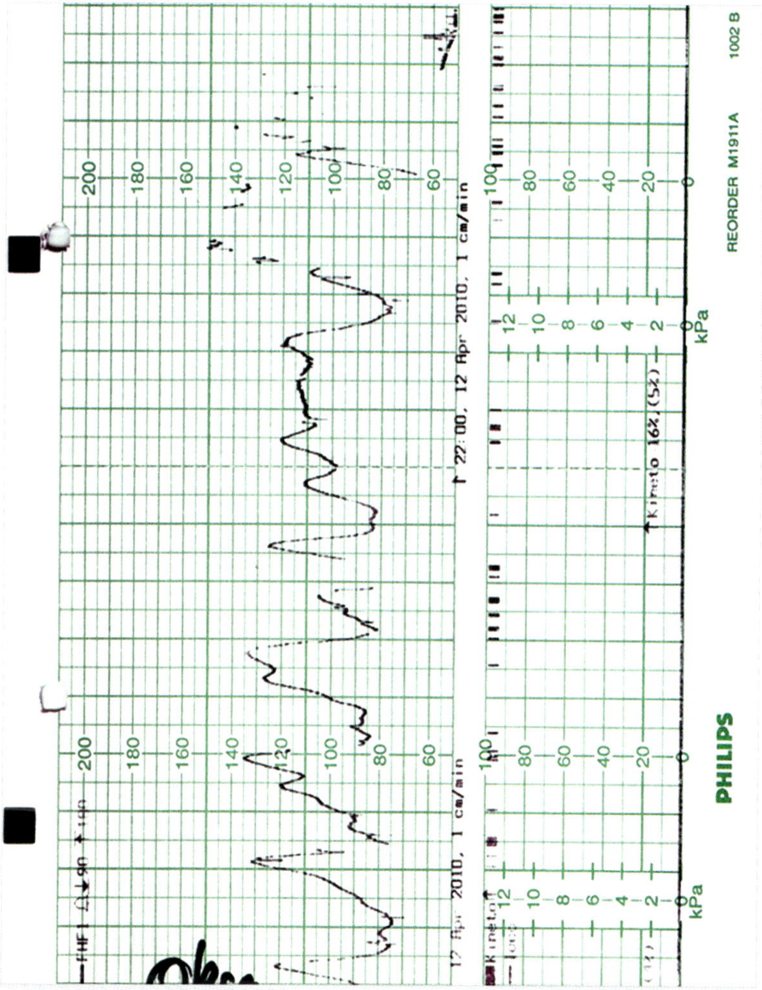

Abb. 16.10 Patientin: 27 J, II P, 38 + 4 SSW. CTG ausgeführt mit Nachweis von Kindsbewegungen.

- Beschreibung
  - Grundfrequenz: nicht nachweisbar
  - Oszillation: keine
- Beurteilung
  - **FIGO-Score: P, pathologisches CTG**
  - CTG-Muster eines sterbenden Kindes (infauste Prognose)
- klinische Konsequenz
  - Not-Sectio, Ø, shared decision

Die Sicht der Hebamme

Beschreibung

- erschreckendes CTG
- keine Parameter anwendbar

Einschätzung

- FIGO-Score: P, hoch pathologisch
- keine Parameter beurteilbar
- infauste Prognose des Kindes (vorher bekannt?)
- rein formelle Ableitung der Herztöne?

weiteres Vorgehen

- Information nach den ersten Minuten des CTG an den diensthabenden Facharzt
- Vorbereitung einer Not-Sectio

16.11 Fall 11

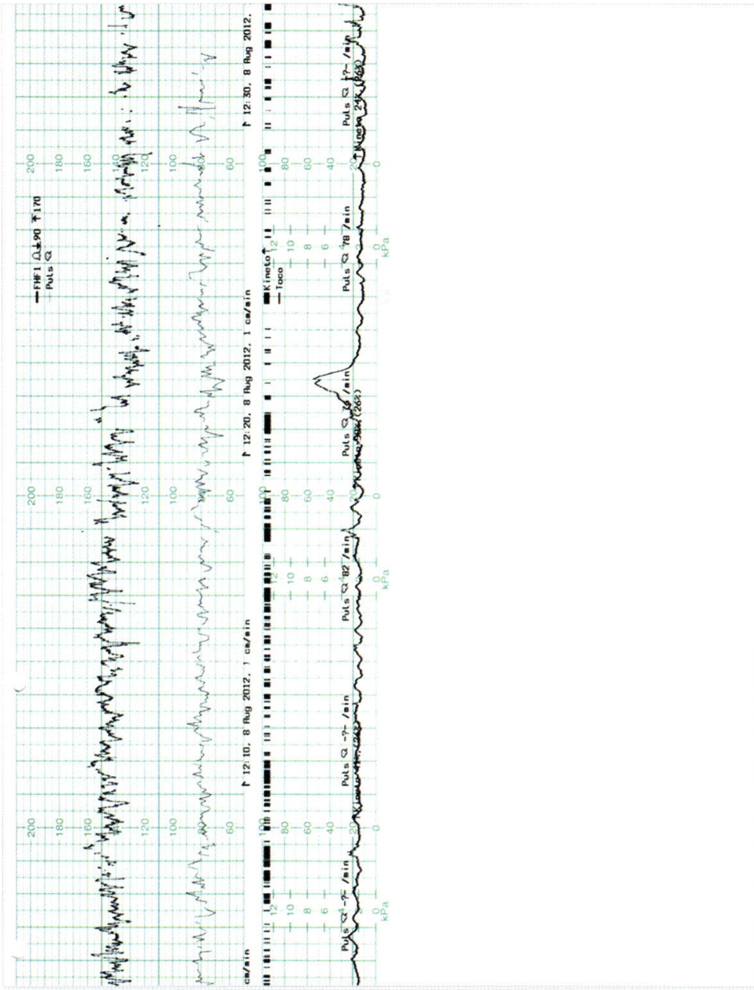

Abb. 16.11 Patientin: 21 J, 0 P, 37 + 4 SSW. CTG und Kinetogramm aus der frühen Eröffnungsperiode. Pulsoxymetrische Registrierung der mütterlichen Herzfrequenz.

- Beschreibung
  - kindliche Frequenz: 145 SpM
  - Oszillation: > 5 SpM und < 25 SpM
  - Dezelerationen: V. a. späte Dezeleration (Abfall der Wehe nach der Wehe)
  - Akzelerationen: keine
  - Kindsbewegungen: reichlich in der Anfangsphase (Zeitmarker 12.10 Uhr)
  - Alvares-Wellen, Braxten-Hicks-Kontraktion
  - mütterliche Herzfrequenz: 80 SpM
- Beurteilung
  - **FIGO-Score: P, pathologisches CTG**
- klinische Konsequenz
  - Umlagerung der Mutter
  - Tokolyse
  - bei unreifem Zervixbefund und Fortbestehen des CTG-Musters: Sectio caesarea

Die Sicht der Hebamme

Für die Wahl der schlechtesten 10 Minuten in diesem CTG entscheide ich mich für den Zeitmarker 12.20 Uhr bis 12.30 Uhr.

Beschreibung

- Baseline: 130 SpM ⇒ physiologisch
- Oszillation: > 5 SpM ⇒ physiologisch
- Dezelerationen: 1 späte Dezeleration mit HT-Abfall von 15 SpM, unter 3 min ⇒ pathologisch nach AWMF-Leitlinie
- Akzelerationen: eingeschränkt ⇒ suspekt

Einschätzung

- nach AWMF-Leitlinie: pathologisches CTG
- FIGO-Score: P, pathologisches CTG
- schwierige Unterscheidung veränderte Baseline oder späte Dezeleration nach der Kontraktion

weiteres Vorgehen

- Benachrichtigung des Kreißsaalarztes über den CTG-Befund
- Fortführen der CTG-Aufzeichnung

Zur richtigen Beurteilung dieses CTG braucht es ein **geschultes Auge** (Drehen des CTG-Schemas um 90°). Erst dann fällt die späte Dezeleration auf. Man könnte nach der einzigen Kontraktion auch fälschlich eine veränderte Baseline vermuten. Erst die Anwendung der absoluten Nomenklatur zeigt das Ergebnis der späten Dezeleration.

Das **regelmäßige Training der CTG- Beurteilung** ist wichtig, da sonst schwierige Schemata in der geburtshilflichen Praxis untergehen können.

16.12 Fall 12

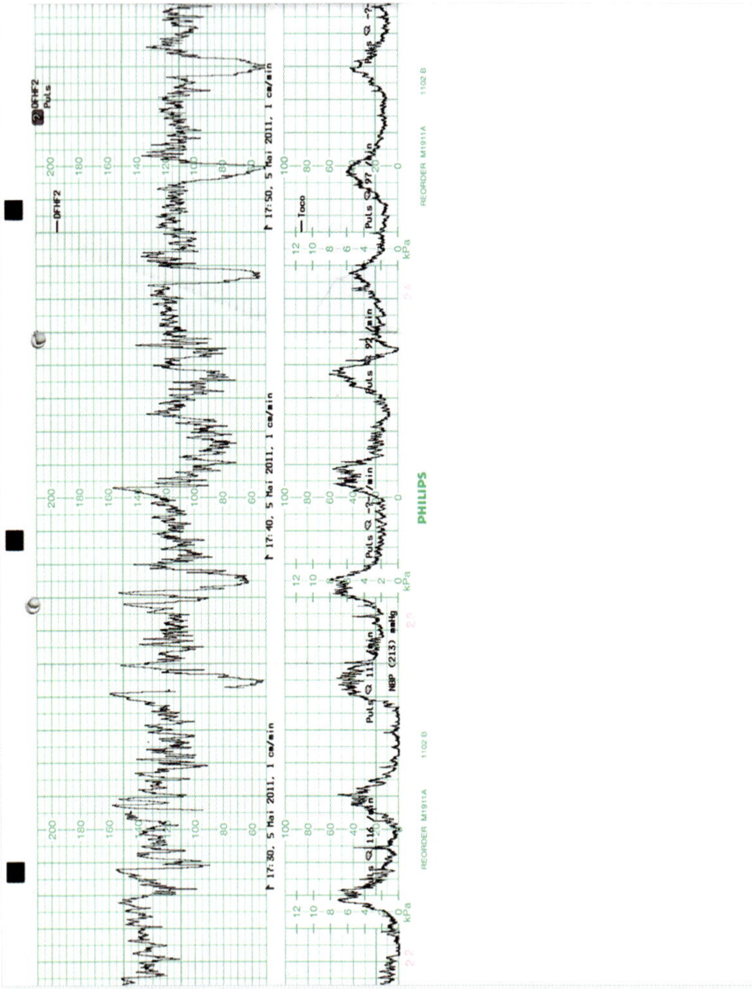

Abb. 16.12 **Patientin: 30 J, I P, 40 + 3 SSW.** Kardiotokogramm aus der späten Eröffnungsperiode.

- Beschreibung
  - Grundfrequenz: 120 SpM
  - Oszillation: > 25 SpM, Oszillationsverlust bei Dezeleration
  - Dezelerationen: atypische variable
  - Akzelerationen: initial vor Dezeleration
  - Wehentätigkeit: regelmäßig
- Beurteilung
  - **FIGO-Score: P, pathologisches CTG**
- klinische Konsequenz
  - Fetalblutanalyse zum Nachweis einer Azidose
  - Sectio caesarea

Die Sicht der Hebamme

Beschreibung

- Baseline: 120 SpM
- Oszillation: > 25 SpM ⇒ suspekt
- Dezeleration: Wechsel zwischen frühen und späten Dezelerationen
- Akzelerationen: nur in Verbindung mit einer folgenden Wehe und anschließender Dezeleration
- Wehentätigkeit: kräftig, aber mit ausreichenden Pausen alle 2 min
- mütterliche Pulsfrequenz: zwischen 90 und 110 SpM

Einschätzung

- FIGO-Score: P, pathologisches CTG
- aktive mütterliche Mitarbeit (⇒ mütterliche Pulsfrequenz)

weiteres Vorgehen

- Benachrichtigung des Arztes
- Richten und Assistenz einer MBU des Feten
- größtmögliche Unterstützung des Geburtsvorgangs bei guter FBA
- Tiefertreten des kindlichen Kopfes durch geeignete Gebärposition unterstützen

Bei **Fehleinstellungen des kindlichen Kopfes** im Becken kann eine **tiefe Knie-Ellenbogen-Position** gewählt werden, um den Kopf zu entlasten und eine bessere Drehung in die richtige Position zu unterstützen.

16.13 Fall 13

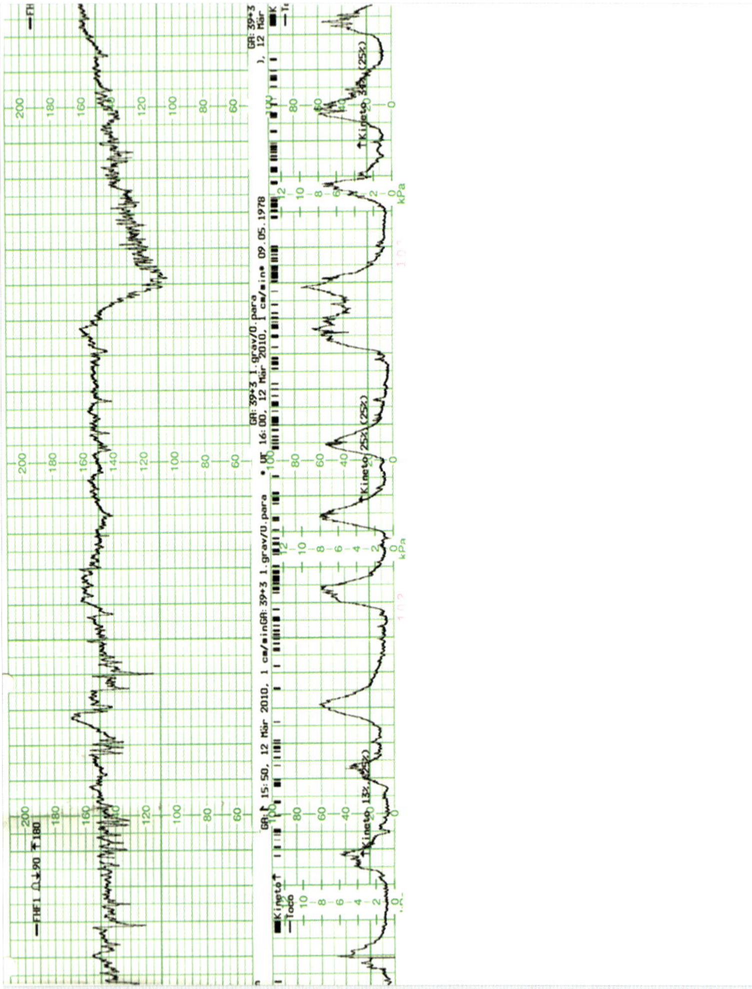

Abb. 16.13 Patientin: 22 J, 0 P, 41 + 2 SSW. CTG und Kinetogramm aus der späten Eröffnungsperiode.

- Beschreibung
  - Grundfrequenz: 145 SpM ansteigend auf 150 SpM, nach der Dauerkontraktion Abfall dann 160 SpM
  - Oszillation. > 5 SpM und < 25 SpM ⇒ unauffällig
  - Dezeleration: nach der Dauerkontraktion ohne Oszillationsverlust
  - Kindsbewegungen: reichlich
  - Wehentätigkeit: regelmäßig, eine Dauerkontraktion > 3 min.
- Beurteilung
  - **FIGO-Score: P, pathologisches CTG**
  - nach AWMF-Leitlinie: pathologisches CTG
  - Hinweis auf kompensierte Hypoxie des Feten (langsamer Anstieg der Grundfrequenz)
- klinische Konsequenz
  - FBA zum Ausschluss einer Azidose

Die Sicht der Hebamme

Ein CTG, das in den ersten **20 Minuten** der Aufzeichnung als physiologisch beurteilt wird. Die letzten 10 Minuten sind pathologisch

Beschreibung

- Baseline: erste 20 min: 150 SpM
- Herzfrequenz nach Dauerkontraktion: Abfall von 160 SpM auf 110 SpM über 1 min, langsamer Anstieg bis Tachykardie (165 SpM) über 4 min
- Oszillationsamplitude: > 5 SpM und < 25 SpM auch während der Dauerkontraktion
- Dezelerationen: keine
- Akzelerationen: sporadisch
- Wehentätigkeit: regelmäßig und kräftig vor und nach der Dauerkontraktion
- Kindsbewegungen: reichlich über den gesamten Zeitraum

Einschätzung

- FIGO-Score: P, pathologisches CTG
- verzögerte Erholung des Feten nach Dauerkontraktion
- positives Zusatzzeichen: physiologische Oszillationsamplitude während der Dauerkontraktion

weiteres Vorgehen

- Benachrichtigung des Arztes über Beobachtungen im CTG
- Umlagerung der Graviden in andere geburtshilfliche Position
- wehenregulierende Maßnahmen (evtl. Entleeren der Harnblase)

- Einleitung einer medikamentösen Wehenpause aus Hebammensicht möglich (muss ärztlich angeordnet sein)

16.14 Fall 14

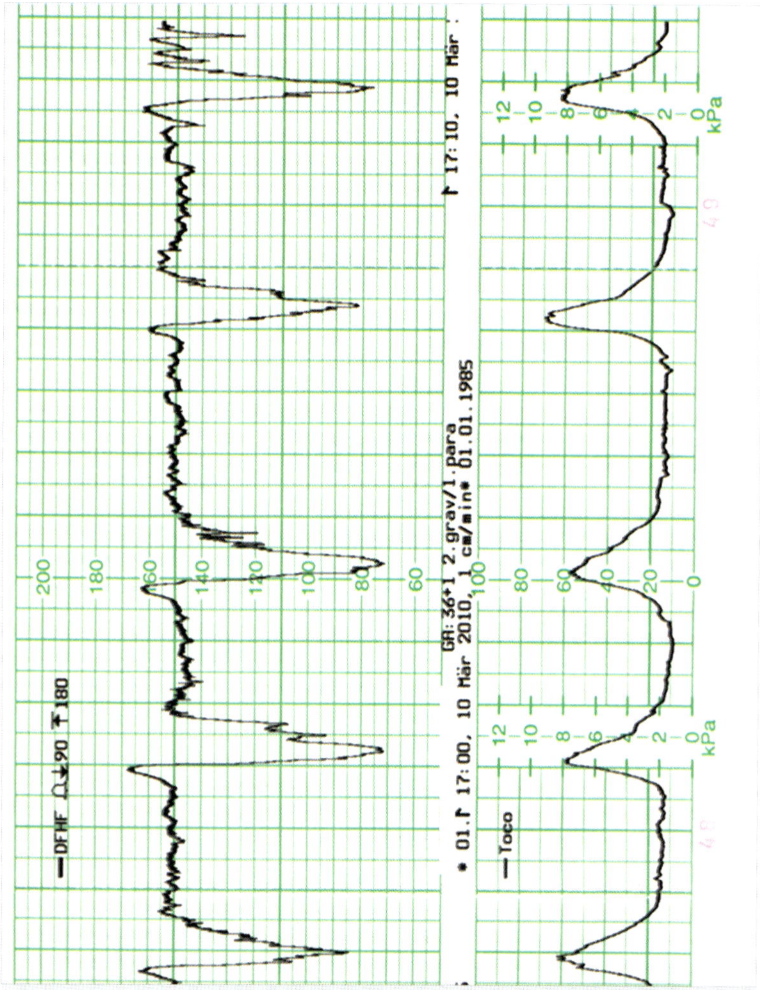

Abb. 16.14 **Patientin: 18 J, 0 P, 41 + 0 SSW.** CTG der späten Eröffnungsperiode.

- Beschreibung
  - basale Herzfrequenz: 150 SpM
  - Oszillationsfrequenz: zunächst silent, dann ansteigend
  - Dezelerationen: variabel mit initialer Akzeleration bei Erhalt der Grundfrequenz
  - Akzeleration: initial vor Dezeleration
  - Wehentätigkeit: regelmäßig
- Beurteilung
  - **FIGO-Score: P, pathologisches CTG**
  - variable Dezeleration mit reduzierter Oszillationsfrequenz
- klinische Konsequenz
  - FBA zum Ausschluss einer Azidose

Die Sicht der Hebamme

Beschreibung

- Basalfrequenz: 150 SpM
- Oszillation: stark eingeengt, silent
- Dezelerationen: späte Dezelerationen nach jeder Wehe, rasche Rückkehr zur Basalfrequenz
- Akzelerationen: direkt zu Beginn der Wehe mit Übergang in Dezeleration

Einschätzung

- FIGO-Score: P, pathologisches CTG
- hoch pathologisches CTG

weiteres Vorgehen

- sofortige Benachrichtigung des Arztes
- Erhebung des Muttermundbefunds
- Überprüfung der Einstellung des kindlichen Kopfes
- FBA (durch den Arzt), erst danach evtl. weitere Maßnahmen

16.15 Fall 15

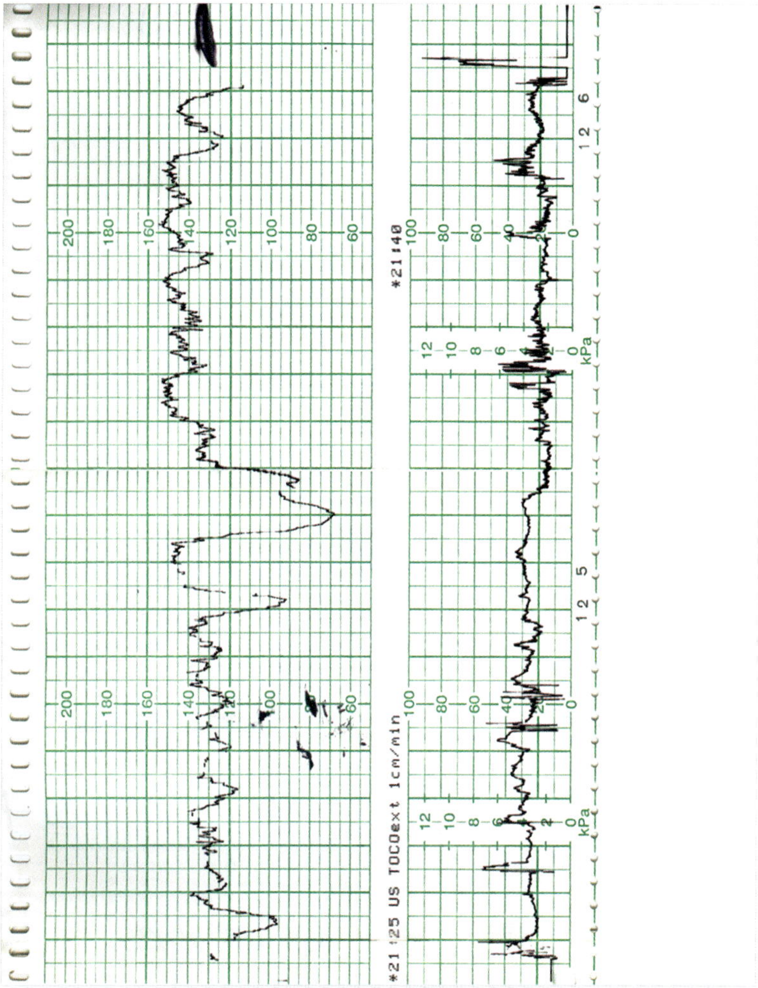

Abb. 16.15 Patientin: 42 J, 0 P, 42 + 0 SSW. CTG bei sehr adipöser Patientin mit einem Body-Mass-Index von 45 kg/m2.

- Beschreibung
  - fetale Frequenz: 140 SpM
  - Oszillationsamplitude: > 5 SpM und < 25 SpM ⇒ normal
  - Dezelerationen: variabel mit Doppelung (= atypische variable Dezelerationen mit Oszillationsverlust)
- Beurteilung
  - **FIGO-Score: P, pathologisches CTG**
  - nach AWMF-Leitlinie: pathologisches CTG
  - schwierige Tokografie bei BMI > 40 kg/m²
- klinische Konsequenz
  - FBA
  - Sectio caesarea bei Präazidose

Die Sicht der Hebamme

Beschreibung

- Baseline: 140 SpM
- Oszillation: > 5 SpM und < 25 SpM ⇒ physiologisch
- Dezelerationen: variabel ⇒ pathologisch
- Akzelerationen: keine ⇒ pathologisch
- Wehentätigkeit: nicht einschätzbar wegen Adipositas der Mutter

Einschätzung

- FIGO-Score: P, pathologisches CTG

weiteres Vorgehen

- zügige Benachrichtigung des Arztes
- möglichst Verbesserung der Wehenaufzeichnung: handschriftliche Wehenmarkierung, wenn technisch keine Verbesserung möglich
- Umlagerung der Graviden: Verbesserung der fetalen Sauerstoffversorgung, Entlastung des kindliches Köpfchens (ein Versuch)
- Richten und Assistenz einer FBA

16.16 Fall 16

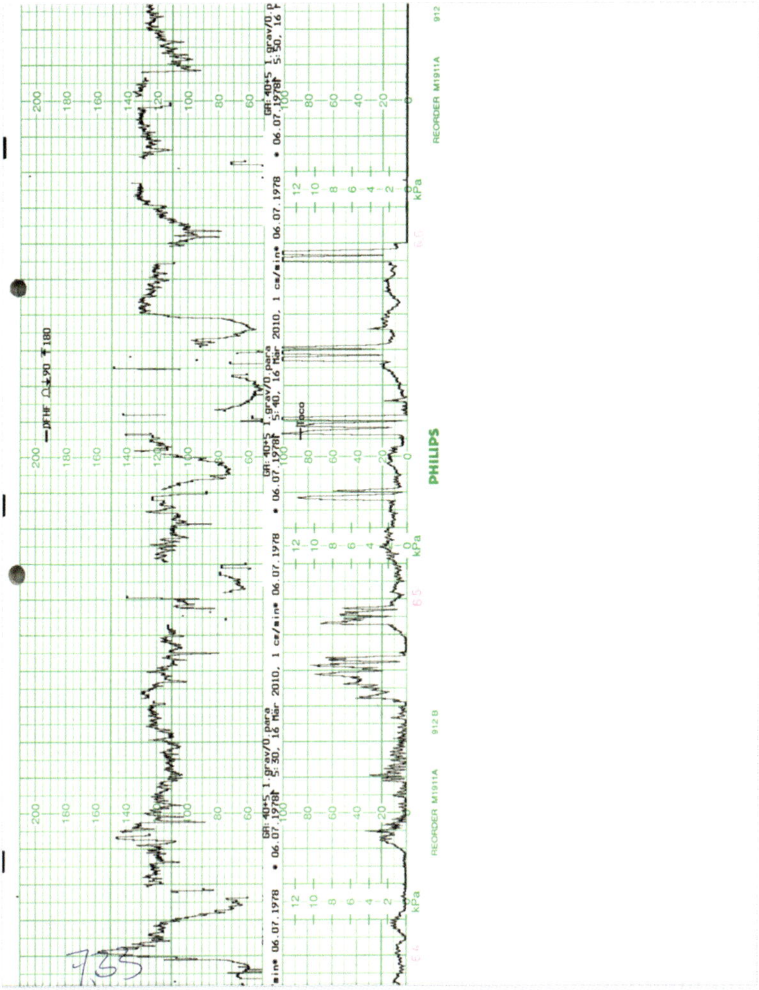

Abb. 16.16 Patientin: 33 J, 0 P, 39 + 1 SSW. CTG mit externen Tokografie aus der späten Austreibungsperiode bei adipöser Patientin mit einem Body-Mass-Index von 35 kg/m².

- Beschreibung
  - Wehentätigkeit: regelmäßig, beginnende Presswehen
  - Dezelerationen im CTG vorab: variabel ⇒ pathologisch
  - FBA vor dieser CTG-Aufzeichnung: pH: 7,33 ⇒ physiologisch
  - Dezelerationen: variabel mit Doppelung ⇒ pathologisch
  - Oszillationen: Verlust während der variablen Dezeleration ⇒ pathologisch
- Beurteilung
  - **FIGO-Score: P, pathologisches CTG**
- klinische Konsequenz
  - operative Entbindung durch Vakuumextraktion (KIWI-Extraktion) von Beckenboden

Die Sicht der Hebamme

Beschreibung

- Baseline: 130 SpM ⇒ physiologisch
- Oszillation: > 5SpM ⇒ physiologisch
- Dezelerationen. variabel, einmalige Doppelung ⇒ pathologisch
- Akzelerationen: nur wenige ⇒ suspekt
- Wehentätigkeit: scheinbar kräftig, jedoch in der Ableitung nur sehr eingeschränkt beurteilbar (Der vaginale Untersuchungsbefund mit einem auf Beckenboden stehendem kindlichen Kopf spricht aber für eine ausreichende Wehentätigkeit.)
- Wehenpausen: ausreichend
- MBU mit pH: 7,33 zu Beginn der Aufzeichnung ⇒ physiologisch

Einschätzung

- FIGO-Score: P, pathologisches CTG
- Hinweis auf zügige Geburt aufgrund mittlere am stärksten pathologischen Phase des CTG-Streifens
- gute Zusatzkriterien: gute Oszillation in der Phase der Dezeleration, keine kompensatorische Akzeleration oder Tachykardie nach der Wehe

weiteres Vorgehen

- Anleitung zum aktiven Pressen

weiterer Verlauf

- Geburt per Vakuumextraktion mit Kiwi-Glocke

16.17 Fall 17

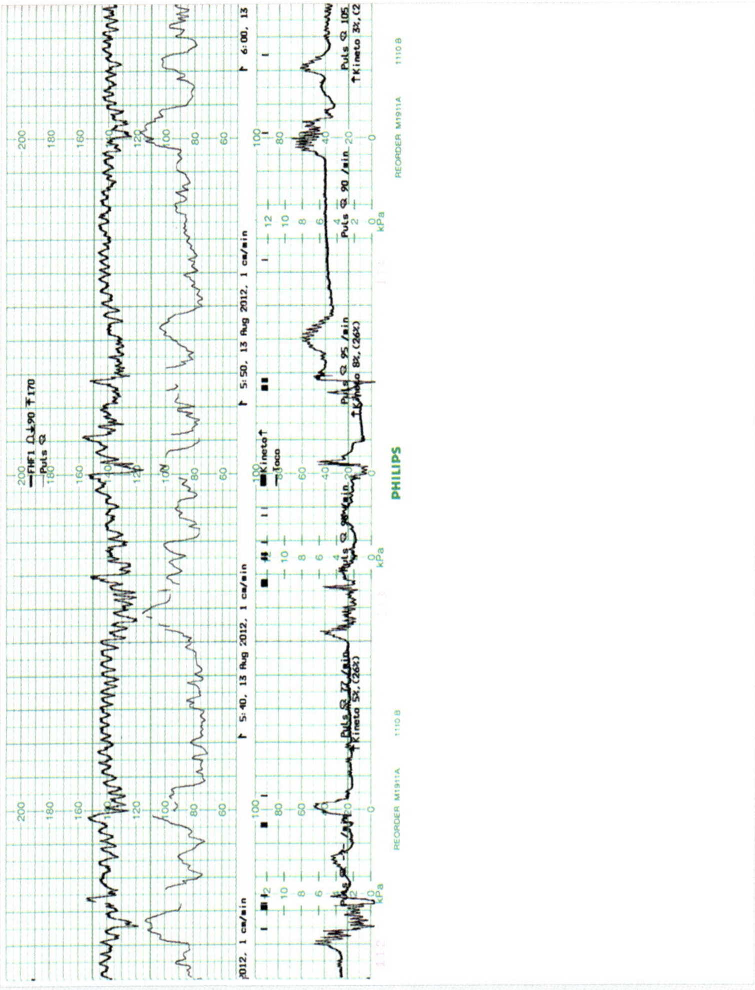

Abb. 16.17 Patientin: 19 J, 0 P, 37 + 6 SSW. CTG der späten Eröffnungsperiode mit Tokografie bei adipöser Patientin (Body-Mass-Index: 29 kg/m2).

16

- Beschreibung
  - fetale Herzfrequenz: sinusoidales Muster
  - Dezelerationen: variabel
  - Wehentätigkeit: unregelmäßig
  - maternale Herzfrequenz: Anstieg in der Wehe
- Beurteilung
  - **FIGO-Score: P, pathologisches CTG**
- klinische Konsequenz
  - Fetalblutanalyse (FBA) zum Ausschluss einer Azidose bzw. Anämie
- weitere Entwicklung
  - Ergebnis FBA: pH: 7,29, Hb 16,5 g%
  - spontane Geburt eines Kindes ohne Azidose oder Anämie

Die Sicht der Hebamme

Beschreibung

- Baseline: 140 SpM
- Oszillation: > 5 SpM, im Verlauf sinusoidales Muster ⇒ pathologisch
- Dezelerationen: variabel ⇒ pathologisch
- Akzelerationen: keine ⇒ pathologisch.
- Wehentätigkeit: alle 3–5 min
- mütterliche Herzfrequenz: Anstieg in der Wehe

Einschätzung

- FIGO-Score: P, pathologisches CTG

weiteres Vorgehen

- weitere CTG-Aufzeichnung
- frühzeitige Information des Arztes (sollte schon geschehen sein)
- sorgsame Beobachtung
- enge Absprachen zwischen Arzt und Hebamme
- Untersuchungen zur Beurteilung der fetalen Oxygenierung (FBA)

16.18 Fall 18

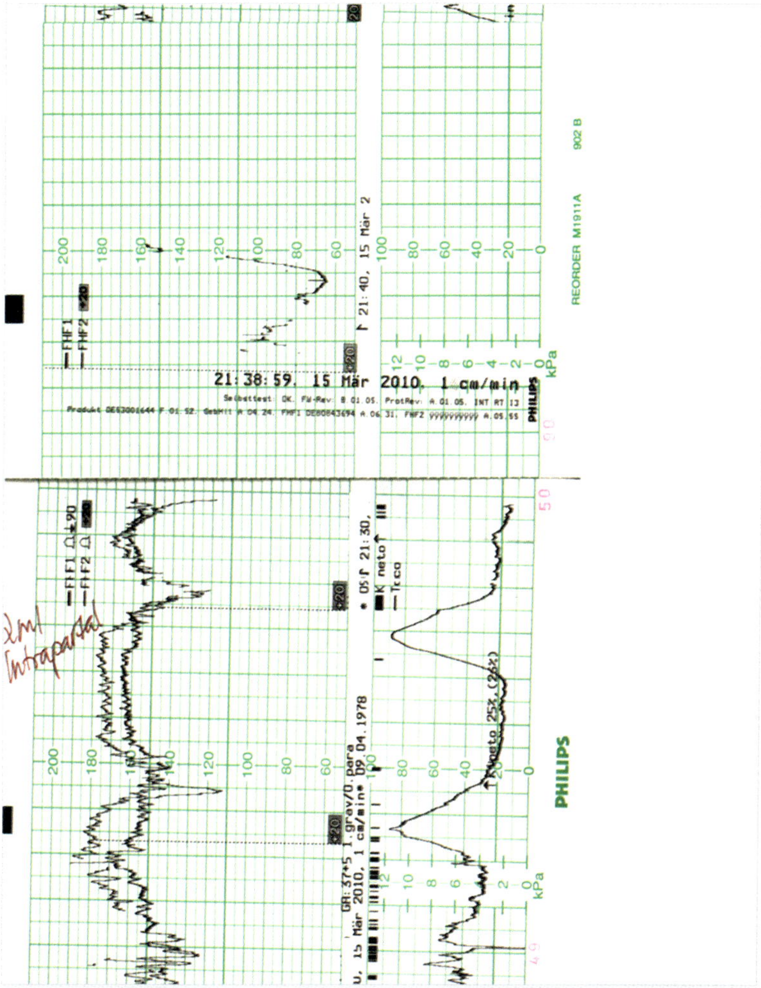

Abb. 16.18 Patientin: 32 J, 0 P, 36 + 4 SSW. Rechts: Registrierung auf dem OP-Tisch.

- Beschreibung
  - Basalfrequenz: 160 SpM
  - Oszillationen: > 5 SpM und < 25 SpM; Oszillationsverlust in der Tiefe
  - Dezelerationen: variabel bei beiden Zwillingen
- Beurteilung
  - **FIGO-Score: 2 x P, pathologisches CTG beider Kinder**
- klinische Konsequenz
  - Sectio caesarea
- weitere Entwicklung
  - tiefe Dezeleration mit Oszillationsverlust auf dem OP-Tisch
  - Azidose beider Kinder

Die Sicht der Hebamme

Es wird hier nur ein kurzes Zeitintervall beurteilt.

Beschreibung

- Baseline: beide Kinder ca. 160 SpM ⇒ normofrequent (Das 2. Kind wird in der *Geminiregistrierung 20 Schläge höher* aufgezeichnet.)
- Oszillationen: beide Kinder > 5 SpM und < 25 SpM ⇒ normofrequent
- Dezelerationen: bei beiden Kindern variabel
- Akzelerationen: keine
- Wehentätigkeit: regelmäßig

Einschätzung

- FIGO-Score: P, pathologisches CTG beider Kinder

weiteres Vorgehen

- Vorbereitung der Frau auf die Sectio caeserea

16.19 Fall 19

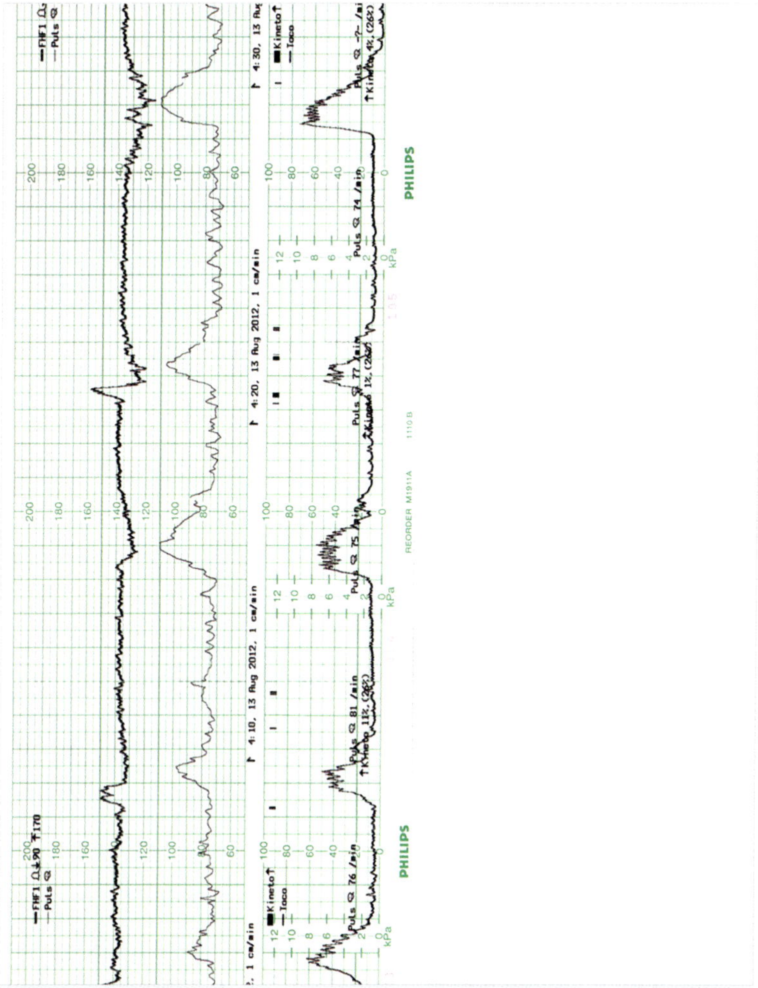

Abb. 16.19 Patientin: 40 J, 0 P, 40 + 1 SSW. CTG mit externer Registrierung in der Austreibungsperiode bei Adipositas mit einem Body-Mass-Index von 32 Kg/m².

- Beschreibung
  - fetale Herzfrequenz: 140 SpM
  - Oszillationen: < 5 SpM, silent
  - Dezelerationen: variabel
  - Akzelerationen: weheninduziert
  - Wehentätigkeit: regelmäßig
  - Kinetogramm: deutlich reduzierte Kindsbewegungen
  - mütterliche Herzfrequenz: variabel (deutlicher Anstieg bei klinischen Schmerzen
- Beurteilung
  - **FIGO-Score: P, pathologisches CTG**
- klinische Konsequenz
  - Not-Sectio
- weitere Entwicklung
  - Geburt eines Kindes mit APGAR 5/5/9
  - pH art. 7,09

Die Sicht der Hebamme

Beschreibung

- Baseline: 140 SpM ⇒ normofrequent
- Oszillationen: < 5 SpM ⇒ silent ⇒ pathologisch
- Dezelerationen: in jeder Wehe, frühe Dezelerationen ⇒ suspekt
- Akzelerationen: 2 registrierte
- Wehentätigkeit: regelmäßig, kräftig alle 5 min

Einschätzung

- FIGO-Score: P, pathologisches CTG
- silente Oszillationsamplitude
- im Anstieg verlängerte Erholungsphase nach der frühen Dezeleration

weiteres Vorgehen

- Vorbereitung und Assistenz bei der Durchführung der Mikroblutuntersuchung (MBU)
- positive Beeinflussung des Geburtsverlaufs durch positive Anleitung der Entbindenden

16.20 Fall 20

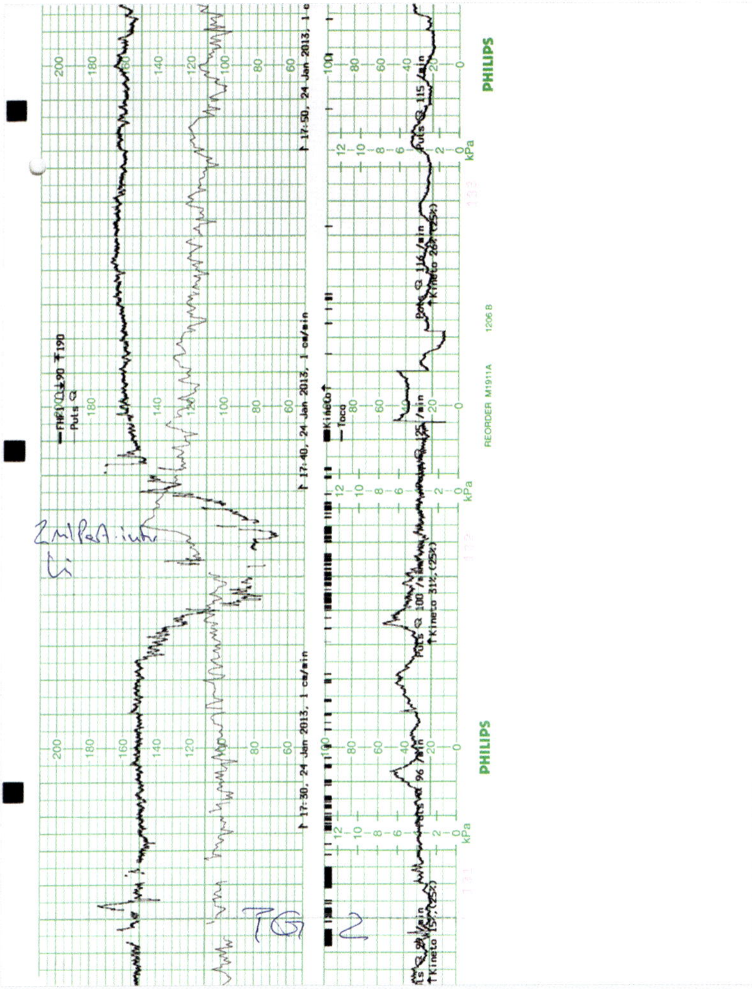

Abb. 16.20 Patientin: 21 J, II P, 38 + 5 SSW. CTG bei intrauteriner Wachstumsretardierung (IUGR).

- Beschreibung
  - spontane Kontraktionen mit folgender Bradykardie in Seitenlage
  - Herzfrequenz: initial 150 SpM ⇒ Polysystolie
  - Akzeleration: 1 nach Kindsbewegungen im K-CTG
  - Oszillation: < 5 SpM
- Beurteilung
  - **FIGO-Score: P, pathologisches CTG**
- klinische Konsequenz
  - Not-Sectio
- weitere Entwicklung
  - Geburt eines untergewichtigen Kindes
  - pH = Azidose
  - deprimierter klinischer Zustand

Die Sicht der Hebamme

Beschreibung

- Baseline: anfangs 150 SpM ⇒ normofrequent
- Herzfrequenz nach Bradykardie: Kompensation durch tachykardes, eingeengtes Herztonmuster
- Akzelerationen: nach mechanischem Reiz durch Legen des Minprostin®-Gel zur weiteren Geburtseinleitung (wahrscheinlich vorausgehend eine vaginale Untersuchung)
- Wehentätigkeit: Abstand zwischen 2 Wehen eher kurz, etwa 1 Minute (schlecht abzuleiten und aufzuschreiben)
- Kindsbewegungen: anfangs sehr reichlich, im Verlauf weniger werdend
- mütterliche Pulskurve: fetales bradykardes Ereignis ⇒ Akuttokolye ⇒ Tachykardie (Tachykardie als bekannte Nebenwirkung der Akuttokolyse); im weiteren Verlauf Normalisierung
- Oszillationen: gut während der Bradykardie, zügiges Wiederfinden der Baseline; eingeschränkt undulatorisch bei schnellerer Herzfrequenz

Einschätzung

- FIGO-Score: P, pathologisches CTG
- unwesentliche Verlängerung der Wehenabstände nach Tokolyse

weiteres Vorgehen

- Überwachung des Kindes fortführen (Erholung des Feten ist wünschenswert.)
- Verbesserung der Dokumentation der Wehentätigkeit

- Entscheidung im betreuenden geburtshilflichen Team über die Behandlung der sehr häufigen Wehentätigkeit (Tokolytika oder auch Spasmolytika zur Verbesserung der Geburtssituation)

Eine **entspannte Mutter**, die die Wehenpausen erfolgreich nutzen kann, versorgt das Kind unter der Wehe besser durch eine **bewusstere Atmung**.

16.21 Fall 21

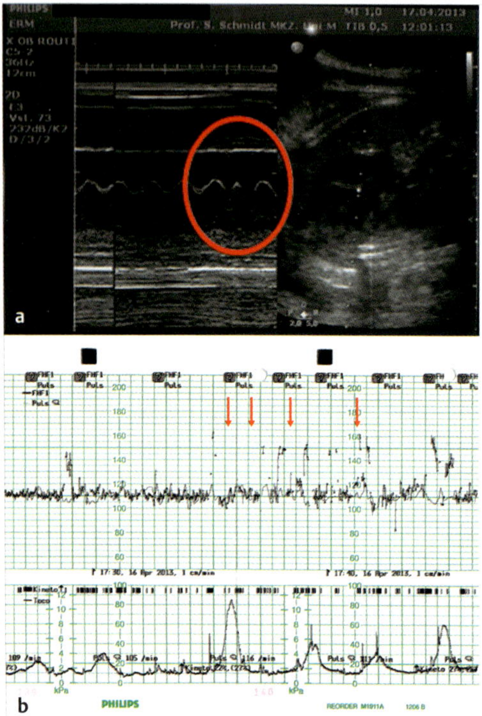

Abb. 16.21 Patientin: 33 J, I P, 33 + 2 SSW.
a Doppler-Sonografie.
b K-CTG.

- Beschreibung
  - CTG in der 33. SSW
  - Doppler-sonografisch verifizierte Bradyarrhythmie
- klinische Konsequenz
  - Ausschluss von Infektion bei unauffälligen Überwachungsparametern (K-CTG und Doppler-Sonografie)
  - Ausschluss eines fetalen Vitiums
- weitere Entwicklung
  - Spontangeburt in der 38. SSW

Die Sicht der Hebamme

Beschreibung

- Baseline: ca 100–110 SpM ⇒ suspekt
- Oszillationbreite: > 5 SpM ⇒ normofrequent
- Akzelerationen: eine vorhanden ⇒ suspekt
- Dezelerationen: keine ⇒ normal
- erkennbar sind die arrhythmischen Herzschläge im mittleren Bereich des CTG's

Einschätzung

- FIGO: pathologisches CTG
- bei grenzwertiger Baseline und fetalen Arrhythmien
- gute Kindsbewegungen, leichte Kontraktionen werden ausgezeichnet

weiteres Vorgehen

- die Zusammenarbeit zwischen den beiden Berufsgruppen (Arzt und Hebamme) muss hier sehr intensiv gestaltet werden, um keine Informationslücken an die Hebammen aufkommen zu lassen
- auf Grund des Bekanntseins der fetalen Bradyarrhythmie werden die Intervalle der regelmäßigen Ultraschall- und CTG-Kontrollen ärztlich angeordnet

16.22 Fall 22

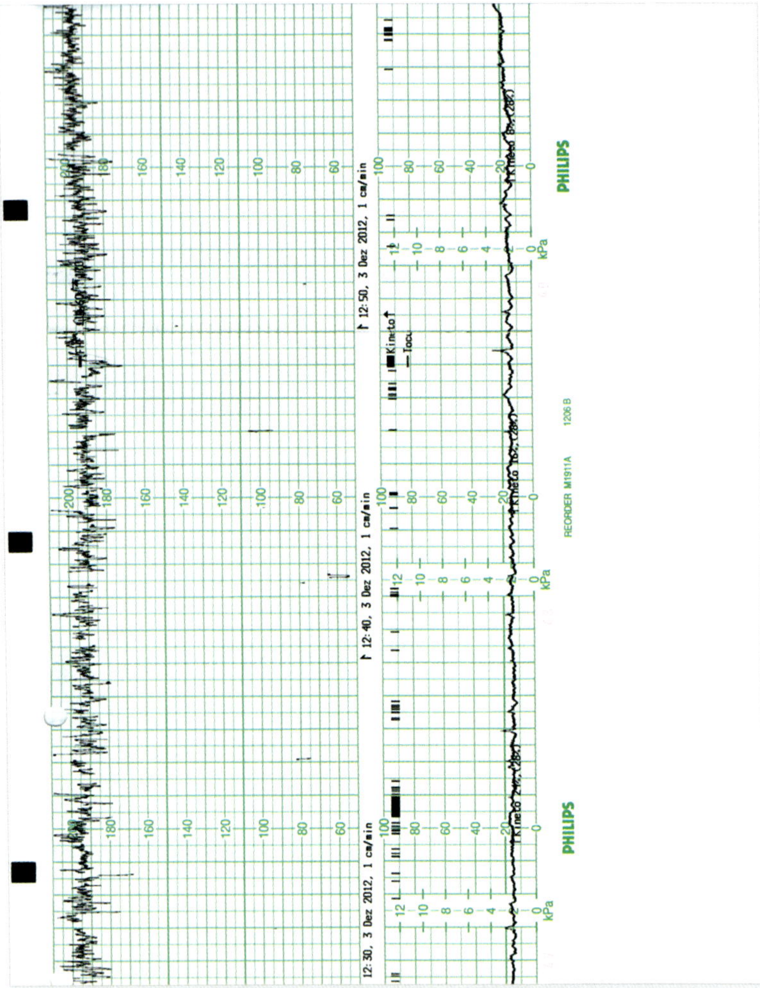

Abb. 16.22 Patientin: 30 J, II P, 35 + 4 SSW.

- Beschreibung
  - CTG in der 35. SSW
  - fetaler Tachyarrhythmie
- Beurteilung
  - supraventrikuläre Tachyarrhythmie
- klinische Konsequenz
  - Digitalisierung
- weitere Entwicklung
  - Normalisierung des CTG
  - unauffällige Echokardiografie und Doppler-Sonografie
  - Spontangeburt am Termin

Die Sicht der Hebamme

Beschreibung

- Baseline: starke Tachykardie > 180 SpM ⇒ pathologisch
- Oszillationen: > 5 SpM ⇒ normofrequent
- Akzelerationen: angedeutet vorhanden ⇒ suspekte Einschätzung
- Dezelerationen: keine vorhanden
- arrhythmische Herzschläge sind zu erkennen

Einschätzung

- FIGO-Score: pathologisches CTG (nach einfacher Anwendung der Nomenklatur, aber bei bekannter fetaler Tachyarrhythmie ist die Bewertung als beobachtungswürdig anzusehen)

weiteres Vorgehen

- Ausführung der regelmäßigen CTG-Kontrollen wie ärztlich angeordnet
- durch die erfolgreiche Digitalisierung wird ein Umspringen der fetalen Herzfrequenz auf eine normale Baseline erwartet

17 Behandlungspfade

In diesem Kapitel soll anhand von praktischen Beispielen das Management verschiedener Geburtsrisiken in „klinischen Behandlungspfaden" vorgestellt werden. Die klinischen Optionen einer prospektiven Geburtsleitung im Sinne einer Optimierung der mütterlichen Versorgung durch Schmerzlinderung und Zuwendung sowie die Indikationsstellung zur Geburtsbeendigung werden detailliert geschildert.

Die Qualität der Behandlung der Patientin auf Basis der CTG-Befundung wird durch verschiedene Faktoren beeinflusst. Neben dem Ausbildungsstandard der Hebamme und Ärzte in Bezug auf die Interpretation des Kardiotokogramms spielen die Herstellung des Facharztstandards sowie die Organisation der klinischen Versorgung bis hin zur Durchführung einer unmittelbaren Not-Sectio eine entscheidende Rolle. Deshalb wird zunächst kurz auf die Klinikstruktur, fetales Monitoring, Geburtsmanagement und die Interpretation des Aufnahmekardiotokogramms eingegangen.

17.1 Klinikstruktur

Klinische Geburtshilfe findet in unterschiedlichen klinischen **Strukturen** statt. Hierbei ist grundsätzlich zu unterscheiden zwischen grundversorgenden Kliniken und Kliniken, die auf die perinatologische Versorgung spezialisiert sind.

Grundversorgende Kliniken können unterschiedliche räumliche und personelle Strukturen aufweisen. Grundsätzlich ist für die klinische Versorgung der **Facharztstandard** zu fordern ist. Im Rahmen der Analysen von Perinatalstatistiken wurde unter anderem die Struktur von grundversorgenden Kliniken untersucht: Rein deskriptiv kann zwischen Kliniken mit niedriger (< 500) und Kliniken mit höherer Geburtenzahl unterschieden werden (▶ Abb. 17.1).

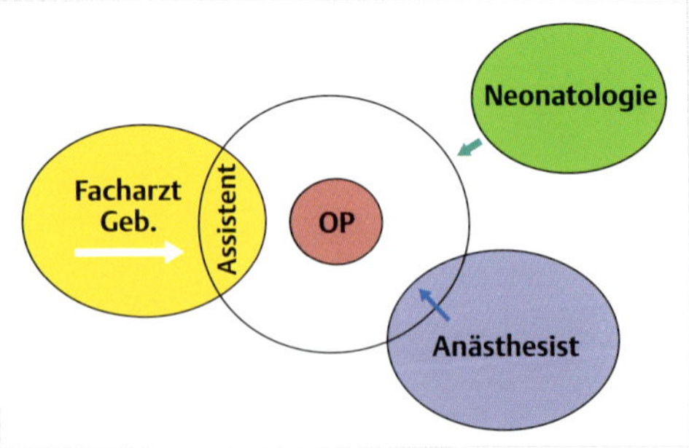

Abb. 17.1 Struktur grundversorgender Kliniken. Der Assistenzarzt ist in der Klinik anwesend. Facharzt, Anästhesie und Neonatologe befinden sich gegebenenfalls außerhalb der Klinik oder in Rufbereitschaft.

Organisiert werden kann eine Klinik im Sinne eines **Belegkrankenhauses** oder einer **Hauptabteilung.** Von entscheidender Bedeutung ist die Frage, ob über 24 Stunden nicht nur ein Assistenzarzt, sondern auch ein **Facharzt für Geburtshilfe im Hause** zu Verfügung steht.

Merke

M!

In vielen grundversorgenden Kliniken, insbesondere mit niedrigem Geburtsaufkommen, gibt es **keine** 24-stündige Facharztanwesenheit im Haus!

Im Rahmen der Entwicklung von klinischen Empfehlungen und Behandlungspfaden müssen die Organisationsform und die „Readiness" berücksichtigt werden.

Unter den grundversorgenden Kliniken werden Häuser, in denen sich ein **anästhesiologische Team** für die Notfallversorgung **im Haus** befindet, von Kliniken unterschieden, bei denen das anästhesiologische Team insbesondere nachts und feiertags von außerhalb hinzugerufen werden muss.

Ein wesentlicher Unterschied zwischen den **Perinatalzentren** und der meisten Chefarztkliniken ist die unmittelbare Verfügbarkeit eines **Neonatologen** im Perinatalzentrum (▸ Abb. 17.2). Im Gegensatz dazu ist in den meisten Chefarztkliniken, wie auch im Behandlungspfad dargestellt, die neonatologische Versorgung über einen **neonatologischen Notfalldienst** gewährleistet, d. h. ein neonatologisch ausgebildeter Kinderarzt muss bei Bedarf von außerhalb hinzugerufen werden.

Der strukturellen Unterschiede in der Verfügbarkeit von Fachärzten für Geburtshilfe, Anästhesiologie und Neonatologie sind in ▸ Abb. 17.1 und ▸ Abb. 17.2 dargestellt.

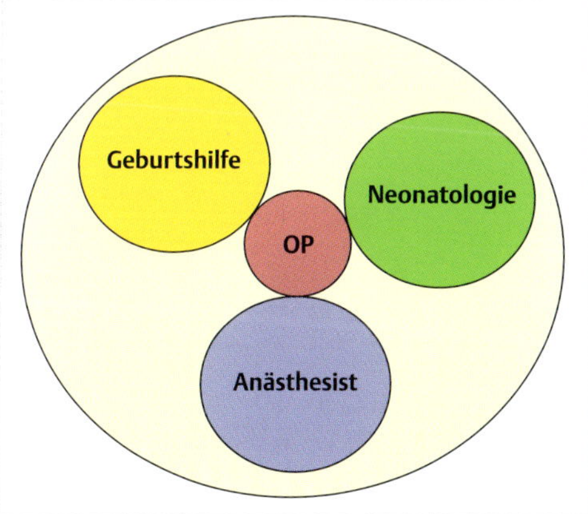

Abb. 17.2 Struktur des Perinatalzentrums. Im Perinatalzentrum sind sowohl der Facharzt für Geburtshilfe als auch die Fachärzte für Anästhesiologie und Neonatologie 24 Stunden anwesend.

17.2 Fetales Monitoring

Fetale Monitoring muss in jedem Fall sowohl in der grundversorgenden Klinik als auch im Perinatalzentrum gewährleistet sein. Signalausfälle dürfen nur in 15 % vorliegen. Bei normaler **Non-Risiko-Geburt** muss eine CTG-Überwachung während der Eröffnungsperiode intermittierend und im weiteren Geburtsverlauf kontinuierlich gewährleistet sein (▸ Abb. 17.3).

Bei **Risikogeburten** und durch medikamentöse **Wehenaugmentation** (Oxytocin-Infusion) geführten Geburten ist eine intensivierte Überwachung nötig. Sind **suspekte** oder **pathologische Muster** im CTG zu beobachten sind, muss der Gesundheitszustand des Fetus durch zusätzliche **Fetalblutanalysen** in der späten Eröffnungs- und frühen Austreibungsperiode abgeklärt werden. Bei Auffälligkeiten im CTG während der Pressperiode empfiehlt sich die unmittelbare operativen Entbindung (▸ Abb. 17.4):

- Non-Risiko-Geburt
  - intermittierende Überwachung in der frühen Eröffnungsperiode
  - kontinuierliche Überwachung in der späten Eröffnungsperiode,
  - kontinuierliche Überwachung in der Austreibungsperiode
- Risikogeburt oder medikamentöse Wehenaugmentation
  - kontinuierliche CTG-Überwachung während aller Geburtsperioden

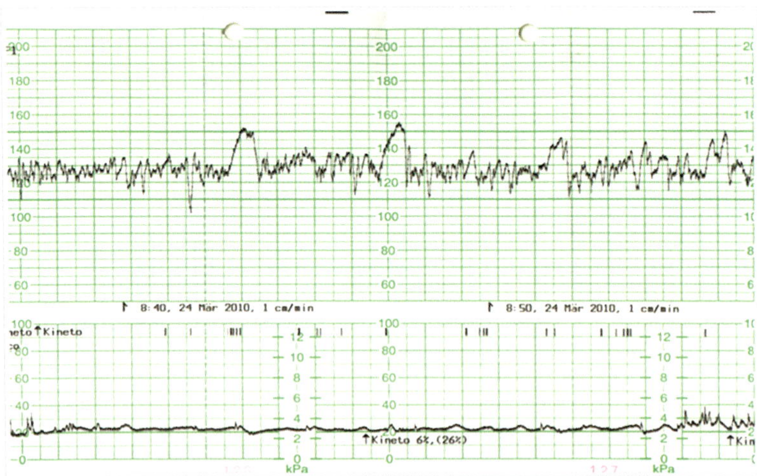

Abb. 17.3 Aufnahme-CTG bei einer Patientin mit subjektiv nachlassender Kindsbewegung am Termin. Beachte: Die kurze Bewegungsdauer des Kindes im K-CTG. Die stationäre Aufnahme und Kontrolle ist erforderlich (Quelle: [108]).

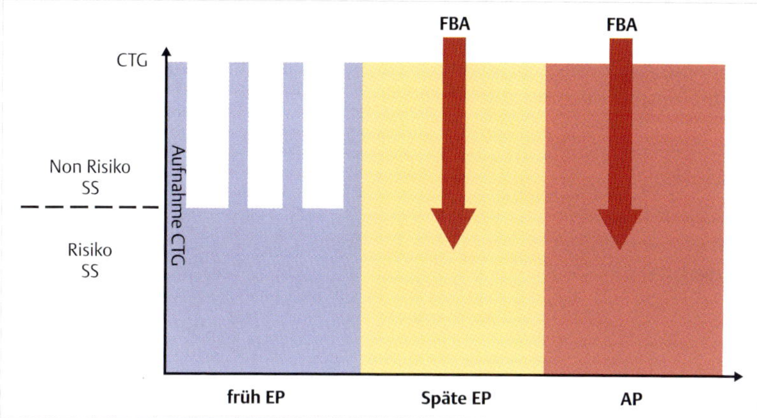

Abb. 17.4 Schema der subpartualen Überwachung durch intermittierendes CTG in der Eröffnungsperiode (EP) kontinuierliches CTG in der späten EP und Austreibungsperiode (AP). Kombinierte Überwachung mit Fetalblutanalyse zur Abklärung suspekter CTG Befunde (Quelle: [108]).

- suspekte oder pathologische Muster im CTG
  - kontinuierliche CTG-Überwachung während aller Geburtsperioden
  - Fetalblutanalyse in der späten Eröffnungs- und frühen Austreibungsperiode
- Auffälligkeiten in der Pressperiode
  - operative Entbindung empfohlen

17.3 Geburtsmanagement

Im Rahmen des Geburtsmanagements stellt sich die Frage nach der notwendigen medizinischen Betreuung. Muss ein **Facharzt** die gesamte Geburt observieren oder reicht nicht die Überwachung durch eine Hebamme und einen **Arzt in Weiterbildung**?

Verläuft die Geburt normal, ist die Überwachung der Geburt allein durch eine **Hebamme** zulässig.

Allerdings muss in einem angemessenen Zeitraum, nachdem die Patientin das Krankenhaus betreten hat, ein Arzt informiert werden. Im Rahmen einer **Krankenhausgeburt** ist zudem grundsätzlich eine Observation durch einen Arzt zusätzlich zur Betreuung durch die Hebamme erforderlich.

Erst wenn Auffälligkeiten in der Kardiotokografie erkennbar sind, muss im Rahmen des Facharztstandards, der Oberarzt gerufen werden. Dies gilt insbesondere dann, wenn eine Fetalblutanalyse (Indikationen Kap. 13.2) durchgeführt werden muss (▸ Abb. 17.4).

M!

Merke

Auch bei normalem Geburtsverlauf muss ein Arzt in Weiterbildung in einem angemessenen Zeitraum nachdem die Patientin die Klinik betreten hat, informiert werden.

17.4 Aufnahmekardiotokogramm

Bei der Aufnahme der Patientin in den Kreißsaal ist zunächst zu klären, ob tatsächlich eine regelmäßige Wehentätigkeit vorliegt. Die Interpretation des Aufnahme-CTG wird im Folgenden beispielhaft erklärt.

B

Der Fall

Es handelt sich um eine Patientin, bei der 2 Tage nach dem errechneten Entbindungstermin eine Routinekontrolle durchgeführt wurde. Das CTG wurde rückversichernd geschrieben und zeigte noch keine Wehentätigkeit. Die Patientin konnte nach Beratung zunächst intermittierend überwacht werden.

Wenn, wie im gegebenen Fall, keine Wehen nachweisbar sind, sollte zunächst ein **technisches Artefakt** ausgeschlossen werden; möglicherweise (z. B. bei Adipositas) sind an mehreren Stellen Kindsbewegungen und Kindsbewegungsreaktionen nachweisbar (Akzelerationen als positives Zeichen in Bezug auf den kindlichen Zustand).

Der Nachweis von 2 **Akzelerationen** als sporadische Akzelerationen und Reaktion auf Kindsbewegungen kann insgesamt **als positives** und **rückversicherndes Zeichen** in einer Aufnahmekardiotokografie gewertet werden.

Weiterhin ist festzustellen, dass die **Grundfrequenz**, im gegebenen CTG 130 Schlägen pro Minute, im **Normbereich** liegt. Auch die **Oszillation** ist in Frequenz und Amplitude unauffällig. Gemäß AWMF-Score handelt es sich hier um ein Aufnahmekardiotokogramm entsprechend AWMF N = normal.

17.5 Behandlungspfad: Bradykardie

Unter Bradykardie versteht man einen Abfall der kindlichen Grundherzfrequenz über einen Zeitraum von mehr als 3 Minuten (▶ Abb. 17.5). Man unterscheidet zwischen leichter und schwerer Bradykardie:

- leichte Bradykardie: < 110 SpM
- schwere Bradykardie: < 100 SpM

Die Bradykardie ist potenziell eine akute Gefahr und Notfallsituation, auf die jede Klinik sowohl die grundversorgende Klinik als auch das Perinatalzentrum vorbereitet sein muss. Zu den unmittelbaren möglichen Erfordernissen einer Notfallreaktion gehören (▶ Abb. 17.6):

- Aufgaben der Hebamme
  - Sectio-Bereitschaft herstellen (Herbeirufen des Notfallteams einschließlich Anästhesie und Neonatologie, OP-Bereitschaft, Vorbereitung der Patientin zur OP), ggf. „roter Knopf“ = automatisches Rufsystem

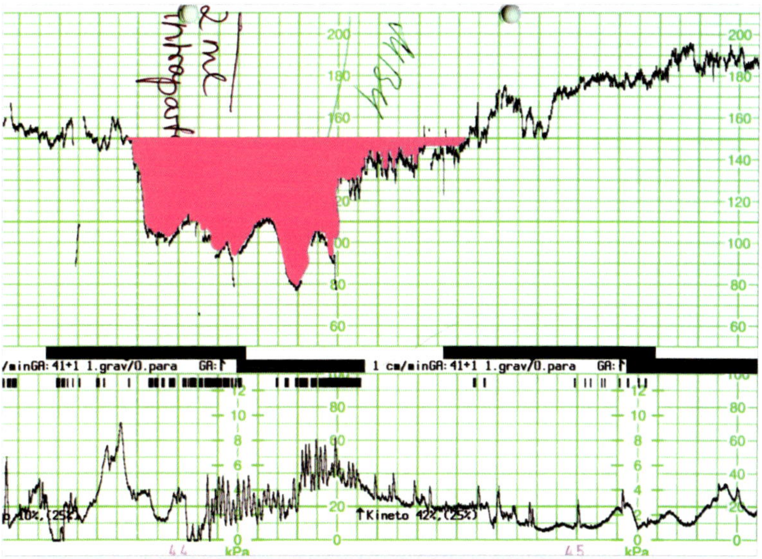

Abb. 17.5 Beispiel für eine fetale Bradykardie. Durchführung der Notfalltokolyse und MBU. Das Beispiel zeigt eine leichte Bradykardie über einen Zeitraum von 3 Minuten. Die unmittelbare Konsequenz (mit ggf. Fetalblutanalyse) ist angezeigt. Zu beachten ist die kompensatorische anschließende Tachykardie. Klinisch handelt es sich um einen Fall mit einer Polysystolie, die durch Gabe von Tokolytika therapiert wurde (Quelle: [108]).

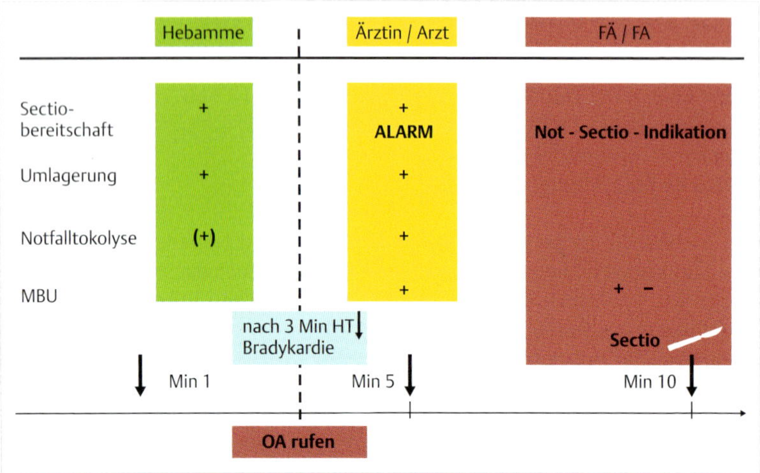

Abb. 17.6 Behandlungspfad Bradykardie. Bei Bradykardie in der grundversorgenden Klinik sind die unmittelbare Benachrichtigung des Facharztes, die Herstellung der Möglichkeit zur Anästhesie sowie die Benachrichtigung der Kinderärzte über einen komplizierten Geburtsverlauf erforderlich. Im Perinatalzentrum ist die unmittelbare Benachrichtigung der im Haus befindlichen Ärzte für Geburtshilfe, Anästhesie und Neonatologie sowie des Operationsteams erforderlich.

  - unmittelbare Umlagerung der Patientin etwa aus der Rückenlage in die linke Seitenlage als Maßnahme gegen ein möglicherweise ursächliches V.-cava-Kompressionssyndrom
  - Herbeirufen des Arztes
- Aufgaben des **Arztes**
  - Durchführung einer Notfalltokolyse
  - Vorbereitung einer Fetalblutanalyse, wenn dies die geburtshilfliche Situation zulässt

17

▸ **Zeitmanagement.** Ein schnelles Vorgehen ist wichtig. Der Oberarzt (Facharztstandard) sollte innerhalb von 5 Minuten über die Notfallsituation informiert werden. Zwischen dem Auftreten der Bradykardie und der Sectio sollten auch bei **Grundversorgung** höchstens **20 Minuten** verstreichen, um eine fortgeschrittene Störung des Feten (fetalen Schock) zu vermeiden. In gut organisierten **Perinatalzentren** liegt die angestrebte E-E- Zeit **unter 10 Minuten**.

M!

Merke

Von einer Bradykardie wird gesprochen, wenn die basale fetale Herzfrequenz über einen Zeitraum von mehr als 3 Minuten unter 110 SpM verlangsamt ist. Es handelt sich um eine Notfallsituation.

17.6 Behandlungspfad: Tachykardie

Unter Tachykardie versteht man gemäß der AWMF-Leitlinie eine Erhöhung der basalen fetalen Herzfrequenz über den Grenzwert von 160 SpM. Leichte und schwere Tachykardie werden unterschieden:

- leichte Tachykardie: > 160 bis 180 SpM (▸ Abb. 17.7)
- schwere Tachykardie: > 180 SpM

Beachte

Als Ursache der Tachykardie sind differenzialdiagnostisch eine **Hypoxie** oder eine **Amnioninfektion** zu bedenken (▸ Abb. 17.7).

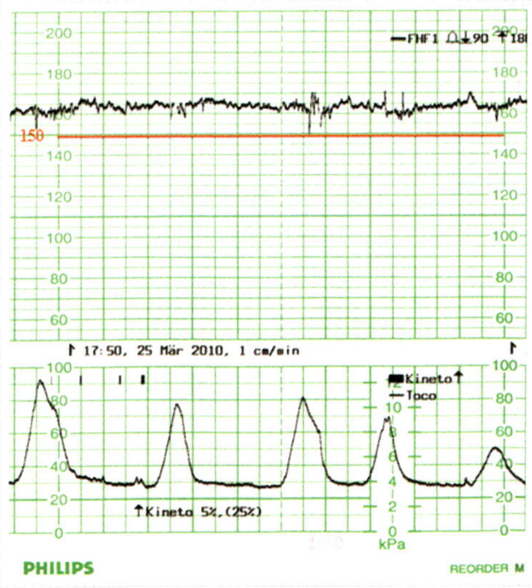

Abb. 17.7 Fetale Tachykardie mit Oszillationseinschränkung. Zu sehen ist eine Frequenzbeschleunigung über 160 SpM, entsprechend einer leichten Tachykardie nach AWMF und FIGO (hier schon ab > 150 SpM). Zudem ist als Oszillationsveränderung ein silentes Herzfrequenzmuster zu beobachten. SpM: Schläge pro Minute (Quelle: [108]).

17

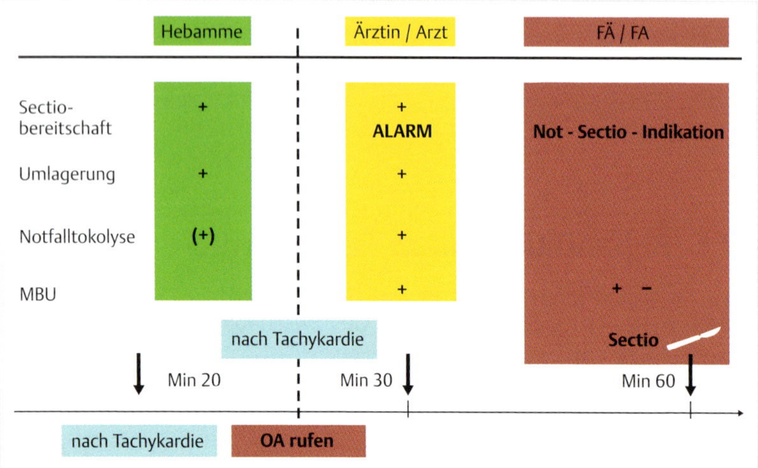

Abb. 17.8 Behandlungspfad Tachykardie.

Eine Tachykardie, wie in ▶ Abb. 17.7, ist eine Situation mit potenzieller Gefährdung des Feten. Die zusätzlich veränderte Oszillation erfordert den Ausschluss eines **Amnioninfektionssyndroms**. Die entsprechenden Blutparameter (CRP, Leukozyten) und die maternale Temperatur müssen erhoben und die Fachärzte und das Operationsteam informiert werden.

Bei vermehrter Wehentätigkeit im Sinne einer Polysystolie kann eine Notfalltokolyse erforderlich werden.

Sollte sich die Tachykardie schon über mehreren Stunden entwickelt haben (mehr als 2 h) und eine Entbindung zeitnah nicht zu erwarte sein, ist innerhalb von 60 Minuten eine Entbindung durch Sectio caesarea abdominalis angezeigt (▶ Abb. 17.8).

Beachte

Die **Oxytocin-Infusion** erhöht den uterinen Grundtonus. Bei Tachykardie und vermehrter Wehentätigkeit (Polysystolie) den Oxytocin-Tropf **abstellen**!

17

- Aufgaben der **Hebamme**
  - seitliche Lagerung der Patientin zum Ausschluss einer durch Hypoxie bedingten Tachykardie
  - Herbeirufen des Arztes (obligatorisch)

  - Information des Gynäkologen, Anästhesisten, Kinderarztes und Operationsteam bei Verdacht auf Amnioninfektionssyndrom
- Aufgaben des **Arztes**
  - Alarmierung des Facharztes
  - Ausschluss eines Amnioninfektionssyndroms (Labor, Fieber der Mutter)
  - ggf. Durchführen einer Notfalltokolyse
- Aufgabe des **Facharztes**
  - bei Amnioninfektionssyndrom bei Bedarf Sectio-Entscheidung treffen

▶ **Zeitmanagement.** Das zeitliche Handlungsfenster liegt im Falle der Tachykardie bei 20 Minuten. Der **Facharzt** soll nach **30 Minuten** anwesend sein.

Für die Situation der **grundversorgenden Klinik** bedeutet dies die Benachrichtigung der auswärtigen Fachärzte, Anästhesisten und insbesondere der Kinderklinik mit Information über möglicherweise infektiologische Genese in gegebenen Fall. Im **Perinatalzentrum** ist die unmittelbare Benachrichtigung von Facharzt, Oberärztin, Oberarzt, Anästhesie und Kinderklinik des Zentrums erforderlich.

17.7 Behandlungspfad: späte Dezelerationen

Unter späten Dezelerationen (Dip II) versteht man einen periodischen, wehenabhängigen Abfall der fetalen Herzfrequenz. Sie verlangsamt sich um > 15 SpM (▶ Abb. 17.9) oder um die Hälfte der Oszillationsamplitude (▶ Abb. 17.10); beides länger als 15 Sekunden.

Späte Dezelerationen sind ein pathologischer Befund, der sofortiges Handeln erfordert. Nach 3 hintereinander systematisch auftretenden späten Dezelerationen („Alarmtiefs") muss unmittelbar klinisch reagiert werden. Die Hebamme muss diesen pathologischen Befund erkennen und entsprechend der Notfallsituation handeln. Der herbeigerufene Facharzt sollte per Fetalblutanalyse die späte Dezeleration möglichst abklären. Ist dies bei unreifem Muttermund-

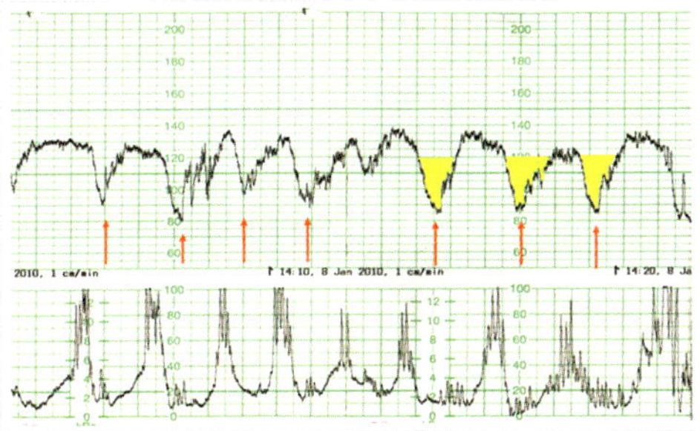

Abb. 17.9 Späte Dezelerationen. Das CTG zeigt späte Dezelerationen in der Pressperiode (Quelle: [108]).

17

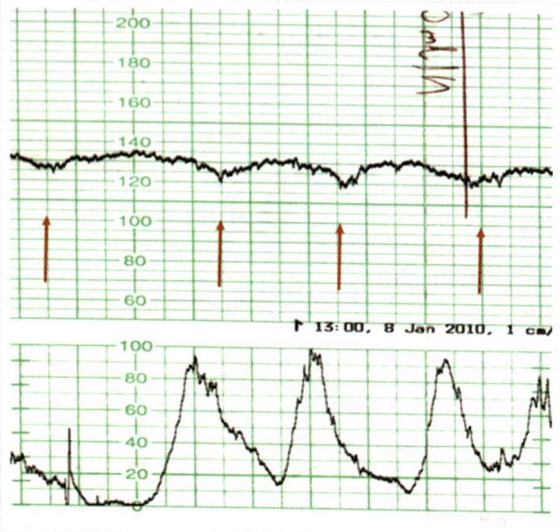

Abb. 17.10 Beispiel für späte Dezelerationen bei einer Oszillationsamplitude von < 5 SpM. Man erkennt einen Abfall der Herzfrequenz um die Hälfte der Oszillationsamplitude. Die Dezelerationen treten nach jeder Wehenakme auf (Quelle: [108]).

befund nicht möglich, muss unmittelbar die Sectio caesarea abdominalis durchgeführt werden (▶ Abb. 17.11).

- Aufgaben der **Hebamme**
  - Herbeirufen des Facharztes (sofort nach 3 Alarmtiefs)
  - Umlagerung der Patientin
  - Sectio-Bereitschaft vorbereiten
- Aufgaben des **Facharztes**
  - Tokolyse
  - Durchführung einer Fetalblutanalyse, wenn möglich
  - Sectio-Bereitschaft herstellen (Herbeirufen des Notfallteams Anästhesie, Kindernotfallteam, OP-Team)

▶ **Zeitmanagement.** Im Zeitraster ist der **Alarm** spätesten nach **10 Minuten** zu erstellen. Die **Sectio** caesarea abdominalis mit Entwicklung des Kindes ist innerhalb von weiteren **20 Minuten** nach der Entscheidung zur Sectio (E-E-Zeit) erforderlich (▶ Abb. 17.11).

Dieses gilt sowohl für das externe Team der grundversorgenden Klinik als auch intern im Perinatalzentrum.

M!

Merke

Gemäß FIGO-Definition **muss** auf späte Dezelerationen **reagiert** werden, wenn bei < 15 SpM, aber niedriger Oszillationsamplitude (im silenten CTG),

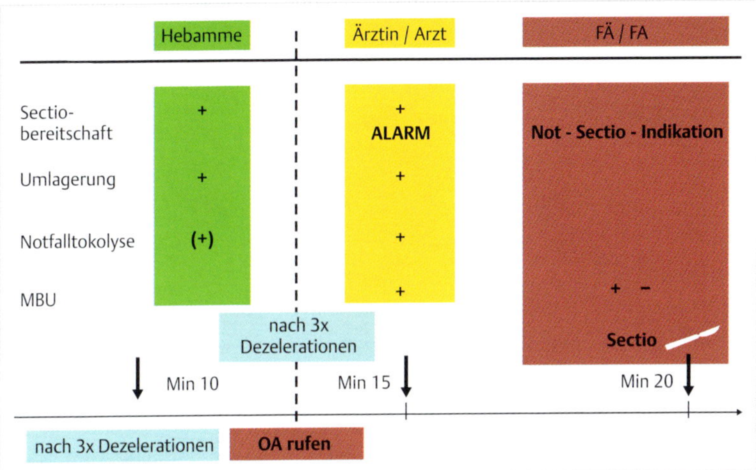

Abb. 17.11 Behandlungspfad späte Dezelerationen.

das Absinken der Dezelerationen mehr als die Hälfte der Oszillationsamplitude ausmacht.

Klinische Reaktion: Tokolyse, FBA, Umlagerung der Patientin, Sectio-Bereitschaft einschließlich Kinderarzt.

17.8 Behandlungspfad: variable Dezelerationen

Variable Dezelerationen sind, wie der Name schon sagt, variabel in Form, Dauer und Tiefe. Kennzeichen dieser wehenabhängigen, fetalen Herzfrequenzabfälle sind der rasche Beginn und die schnelle Erholung.

Variable Dezelerationen sind eine Notfallsituation, die schnelles Handeln erfordert. Nach 3 Dezelerationen muss der Hebamme den Facharzt benachrichtigen. Zudem sind Anästhesist, Kinderarzt und das OP-Team in Sectio-Bereitschaft zu versetzen. Zur Abklärung soll eine Fetalblutanalyse durchgeführt werden. Besteht der pathologische Befund fort, ist die Sectio caesarea abdominalis durchzuführen (▶ Abb. 17.13).

- Aufgaben der **Hebamme**
  - Herbeirufen des Facharztes nach 3 Dezelerationen (10 Minuten)
  - Herstellen der Sectio-Bereitschaft

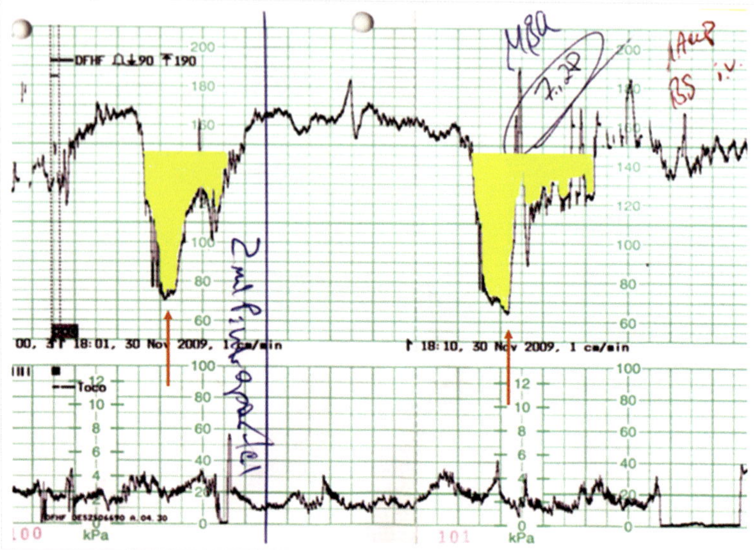

Abb. 17.12 CTG-Beispiel für variable Dezelerationen. Dezelerationen in unterschiedlicher Form und Tiefe sind zu erkennen (Pfeile). Das Zusatzkriterium initiale Akzeleration mit nachfolgender Beschleunigung der Herzfrequenz muss evaluiert werden. Oszillationsverlust = atypische variable Dezeleration. Die Mikroblutuntersuchung ergab keine relevante Veränderung des pH-Wertes (pH = 7,28) (Quelle: [108]).

- Aufgaben des **Facharztes**
  - Anwesenheit 15 Minuten nach 3. Dezeleration
  - Durchführung der FBA
  - Sectio caesarea

▶ **Zeitmanagement.** Bei variablen Dezelerationen muss **unmittelbar (10 Minuten)** gehandelt werden, nach 15 Minuten muss der Facharzt anwesend sein. Bei fortbestehenden Dezelerationen ist innerhalb von **< 20 Minuten** die Sectio caesarea abdominalis erforderlich.

17

Sowohl in der **grundversorgenden Klinik** als auch im **Perinatalzentrum** müssen die unmittelbare Benachrichtigung vom Facharzt, die Operationsbereitschaft, die Durchführung der Fetalblutanalyse sowie die Benachrichtigung von Anästhesist und Kinderarzt möglich sein (▶ Abb. 17.13).

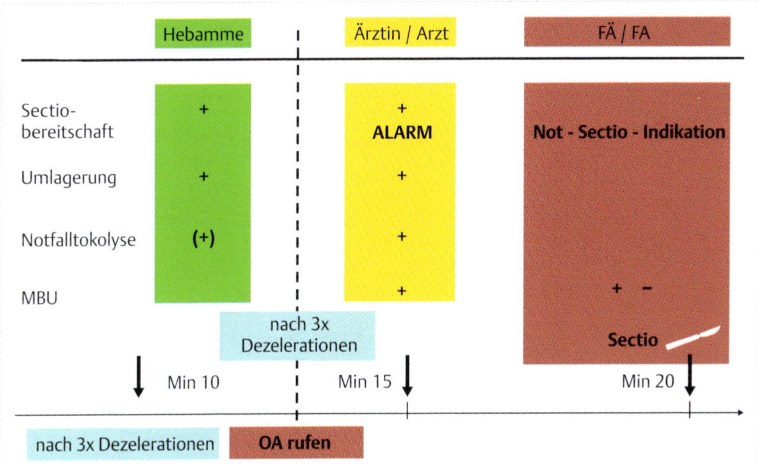

Abb. 17.13 Behandlungspfad variable Dezelerationen.

17.9 Behandlungspfad: silente Oszillation

Von silenter Oszillation ist auszugehen, wenn die Oszillationsamplitude < 5 SpM beträgt.

Im Falle einer anhaltenden silenten Oszillation (20 Minuten) ist durch die Hebamme der Facharzt zu benachrichtigen. Zur Abklärung versucht nun die Hebamme bzw. der Arzt, den Fetus zu wecken, u. a. mit vibroakustischer Stimulation. Erweisen sich diese Versuche als erfolglos und die silente Oszillation bleibt bestehen, müssen Anästhesie, Pädiatrie und das OP-Team in Sectio-Bereitschaft versetzt werden.

- Aufgaben der **Hebamme**
  - Benachrichtigung des Facharztes
  - Versuch den Feten zu wecken
  - Sectio-Bereitschaft herstellen (Anästhesie, Pädiatrie und OP-Team verständigen)
- Aufgaben des **Arztes**
  - Weckversuche
  - CTG-Auswertung

▸ **Zeitmanagement.** Bei der silenten Oszillation beträgt das Zeitfenster bis zur Sectio-Bereitschaft **30 Minuten**. Erst nach insgesamt **90 Minuten** ist die **operative Entbindung** erforderlich.

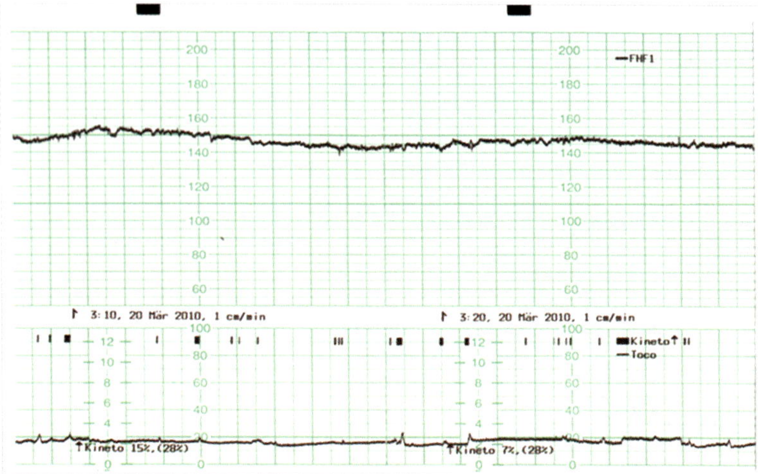

Abb. 17.14 Beispiel für ein silentes CTG. Die Oszillationsamplitude liegt unter 5 SpM, Kindsbewegungen sind nachweisbar. Es gibt keine Variabilität in der Herzfrequenz (Quelle: [108]).

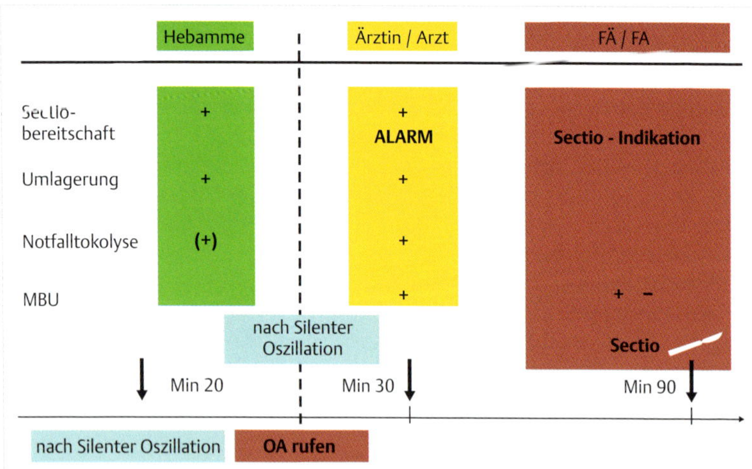

Abb. 17.15 Behandlungspfad silente Oszillation.

Grundversorgende Klinik und **Perinatalzentrum** dürfen mit der Benachrichtigung von Facharzt, OP-Team, Anästhesie und Pädiatrie nach 30 Minuten und einer einstündigen Spanne bis zur möglichen Schnittentbindung keine Probleme haben.

Merke

Nach 90 Minuten fortbestehenden silenten Oszillationen ist von einem pathologischen CTG auszugehen. Eine Sectio caesarea abdominalis muss vorgenommen werden.

17.10 Behandlungspfad: sinusoidales CTG

Im sinusoidalen CTG sind Langzeitschwankungen der fetalen Herzgrundfrequenz mit einer Wiederkehr von 2–3 pro Minute über eine Dauer von mindestens 10 Minuten. Es entsteht das Bild einer Sinuswelle.

Der Wegfall von Oszillationen mit Ausbildung eines sinusoidalen CTG ist ein **Alarmzeichen**. Sowohl eine Hypoxie als auch eine Anämie des Kindes sind mögliche Ursachen (z. B. bei vorzeitiger Plazentalösung oder einer fetomaternalen respektive fetoplazentaren Transfusion). Aus diesem Grund ist der Facharztstandard herzustellen. Ein Alarm mit Benachrichtigung des Operationsteams, der Anästhesie und der Kinderklinik wird erforderlich. Bei Fortbestand eines sinusoidalen Musters ist die operative Entbindung indiziert (▸ Abb. 17.16).

Präpartual ist eine Doppler-Untersuchung der A. cerebri media mit Bestimmung der Flussgeschwindigkeit (V_{max}) zur **Abklärung der Anämie** sinnvoll. Subpartual kann die Anämie durch FBA verifiziert oder ausgeschlossen werden. Liegt eine Anämie vor, muss möglicherweise postpartual unmittelbar eine Bluttransfusion erfolgen. Der Kinderarzt muss darüber vorab informiert sein und Blutkonserven müssen bereit stehen.

- Aufgaben der **Hebamme**
  - Herbeirufen des Facharztes
  - Sectio-Bereitschaft herstellen (Anästhesie, Pädiatrie und OP-Team verständigen, Kinderklinik über mögliche Transfusion informieren)
- Aufgaben des **Facharztes**
  - Anwesenheit nach 15 Minuten
  - präpartuale Abklärung Anämieverdacht (Doppler-Untersuchung der A. cerebri media mit Erfassung der Flussgeschwindigkeit)
  - subpartuale Bestätigung des Anämieverdachts durch FBA
  - Sectio caesarea nach 20 Minuten

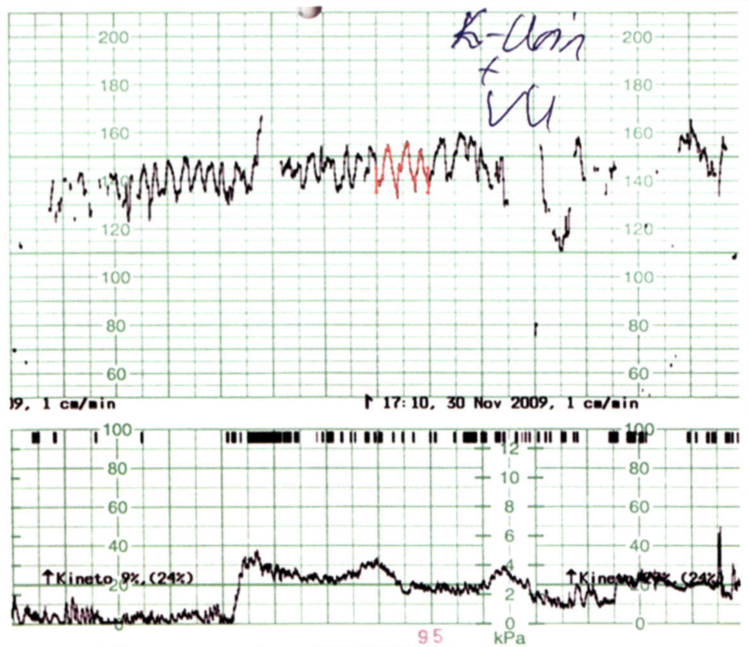

Abb. 17.16 **Beispiel für ein sinusoidales Herzfrequenzmuster** (Quelle: [108]).

▸ **Zeitmanagement.** Schnelles Handeln ist erforderlich. Nach **10 Minuten** muss der Facharzt verständigt und Sectio-Bereitschaft hergestellt, nach 15 Minuten der Facharzt anwesend sein. Tritt keine Besserung ein sollen bis zur **Sectio** caesarea abdominalis höchstens **20 Minuten** vergehen (▸ Abb. 17.17).

Besonders in Kliniken mit **Grundversorgung** ist es wichtig, das Kindernotfallteam darüber zu informieren, dass möglicherweise der Fetus unmittelbar postpartual zur Transfusion in die Kinderklinik verlegt werden muss. Blutkonserven sind bereitzustellen. Im **Perinatalzentrum** müssen die Benachrichtigung aller Fachärzte und die postpartuale Transfusion problemlos möglich sein.

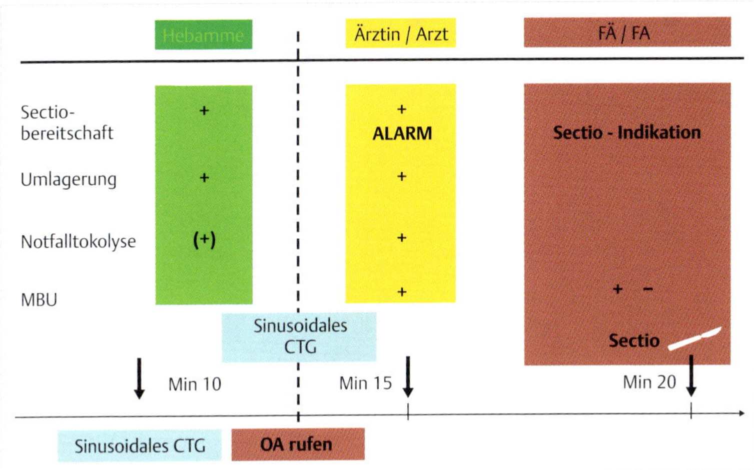

Abb. 17.17 Behandlungspfad sinusoidales CTG.

> **Merke**
>
> Kinderarzt und Kinderklinik müssen über eine eventuelle unmittelbare subpartuale Transfusion des Feten informiert werden und Blutkonserven für das Kind bereit stellen.

17.11 Behandlungspfad: hyperaktive oder hypertone Wehentätigkeit

Eine **hypertone** Wehentätigkeit (Polysystolie/Dystokie) liegt vor, wenn in der Eröffnungsperiode die Kontraktionsamplitude mehr als 50 mmHg erreicht und die Wehenfrequenz höher als 5 Kontraktionen pro 10 Minuten liegt (▶ Abb. 17.18).

Auch die Polysystolie ist eine Notfallsituation, in der die Hebamme den Facharzt benachrichtigen und gegebenenfalls Sectio-Bereitschaft herstellen muss (▶ Abb. 17.18). Danach sind zunächst insbesondere konservative Maßnahmen gefragt. In jedem Fall ist die Oxytocin-Infusion unmittelbar abzustellen. Es besteht die Indikation zur Tokolyse. Kann eine Dauerkontraktur durch diese Maß-

17

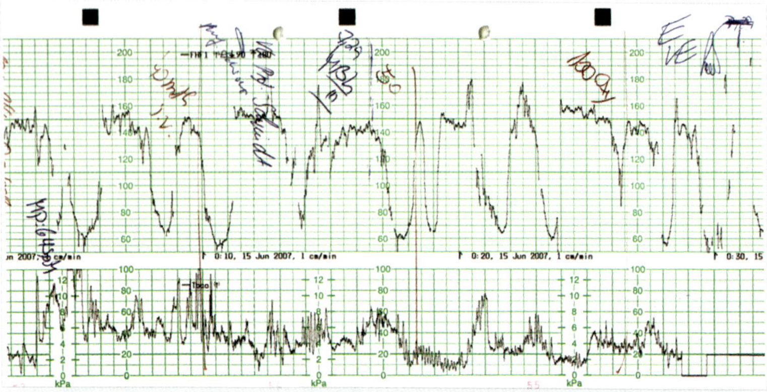

Abb. 17.18 Beispiel einer hypertonen Wehentätigkeit. Bei hypertoner Wehentätigkeit und pathologischen CTG-Muster muss unmittelbar eine Fetalblutanalyse zur Vermeidung einer operativen Intervention erforderlich. Die Oxytocin-Infusion wird abgestellt und eine Bolustokolyse eingeleitet.

nahme nicht kompensiert werden, muss unmittelbar operativ innerhalb von 10 Minuten entbunden werden (▶ Abb. 17.19).

Zusätzlich ist die Abklärung der Ursache der hypertonen Wehentätigkeit erforderlich. Ein geburtsmechanisches Hindernis muss ausgeschlossen werden. Eine Uterusruptur soll durch eine Sectio caesarea abdominalis in angemessenem Zeitfenster vermieden werden.

Eine hypertone Wehentätigkeit ist potenziell auch ein Hinweis auf ein weitergehendes Problem, wie z. B. eine vorzeitige Lösung der Plazenta. Abhängig von der klinischen Gesamtsituation, den Symptomen der Patientin und den Ergebnissen der Zusatzbefunde muss die Sectio-Bereitschaft erwogen werden.

- Aufgaben der **Hebamme**
  - Herbeirufen des Facharztes
  - Herstellen der Sectio-Bereitschaft (Anästhesie, Pädiatrie, OP-Team)
  - Abstellen der Oxytocin-Infusion
- Aufgaben des **Arztes**
  - Durchführen der Tokolyse
  - klinischer und sonografischer Ausschluss eines geburtsmechanischen Hindernisses
  - klinischer und sonografischer Ausschluss einer vorzeitigen Plazentalösung
  - klinischer und sonografischer Ausschluss einer Uterusruptur
  - gegebenenfalls Veranlassung der Sectio caesarea abdominalis

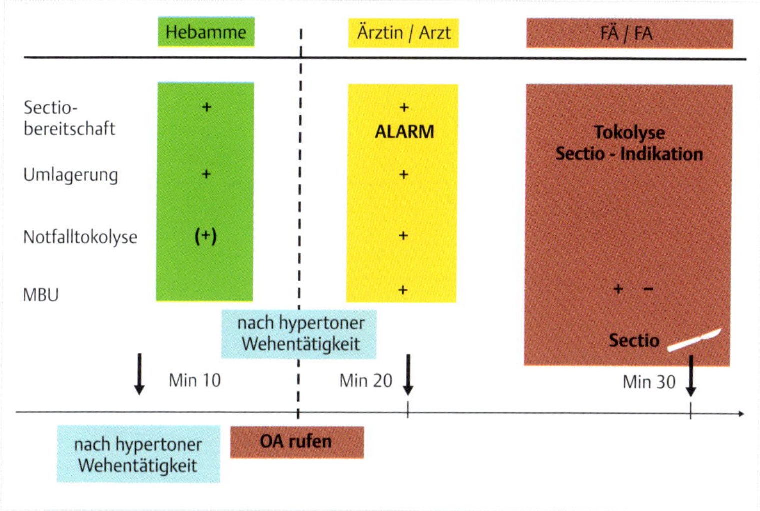

Abb. 17.19 Behandlungspfad hypertone Wehentätigkeit.

▸ **Zeitmanagement.** Nach **10 Minuten** muss der **Facharzt** gerufen und Sectio-Bereitschaft hergestellt werden, weitere 10 Minuten später soll der Facharzt anwesend sein werden. Gegebenenfalls ist nach **30 Minuten** die **Sectio** caesarea abdominalis durchzuführen.

Für die Klinik mit **Grundversorgung** ist das rechtzeitige Rufen der Fachärzte von außerhalb für die Sectio-Bereitschaft wichtig. Das OP-Team ist zu verständigen. Im **Perinatalzentrum** ist die Benachrichtigung der Fachärzte in Anästhesie und Pädiatrie sowie des OP-Teams erforderlich.

Merke

Im Falle einer uterinen Dauerkontraktur, die sich durch Tokolyse nicht kompensieren lässt, ist die abdominale Entbindung in einem Zeitfenster von 30 Minuten essenziell!

18 Anhang

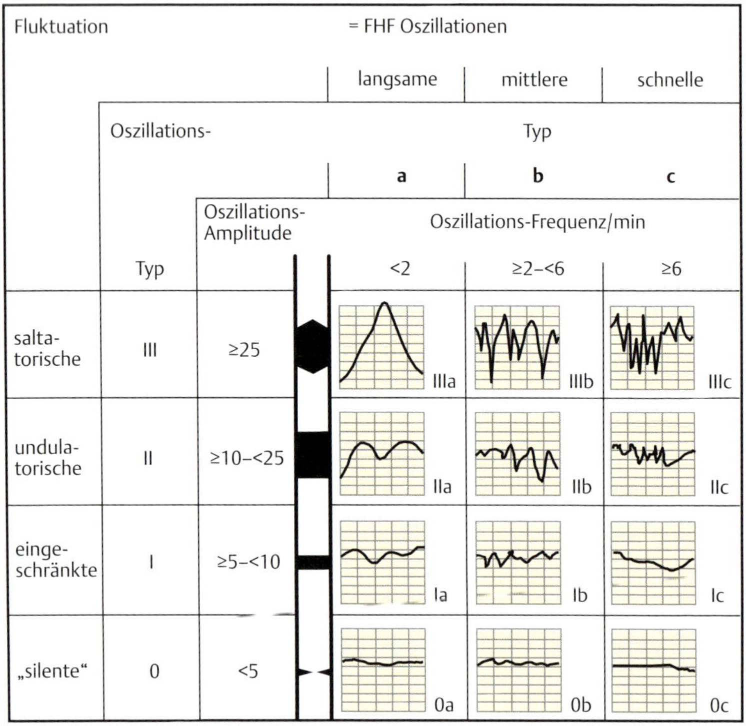

Abb. 18.1 Hammacher-Score (Quelle: [30]).

		0	1	2	Σ
basale FHF	Niveau (spm)	< 100 > 180	100–120 160–180	120–160	
	Bandbreite (spm)	< 5	5–10 > 30	10–30	
	Nulldurchgänge (n/min)	< 2	2–6	> 6	
FHF Alterationen	Akzelerationen	keine	periodische	sporadische	
	Dezelerationen	späte, variable mit prognostisch ungünstigen Zusatzkriterien	variable	keine, sporadisch auftretende Dip 0	
	Zustandsindex				
	Registrierdauer: 30 min Berücksichtigung des jeweils ungünstigsten Musters zusätzliches Zeitkriterium für basale FHF: 10 min Mindestdauer				

Abb. 18.2 Fischer-Score (Quelle: [30]).

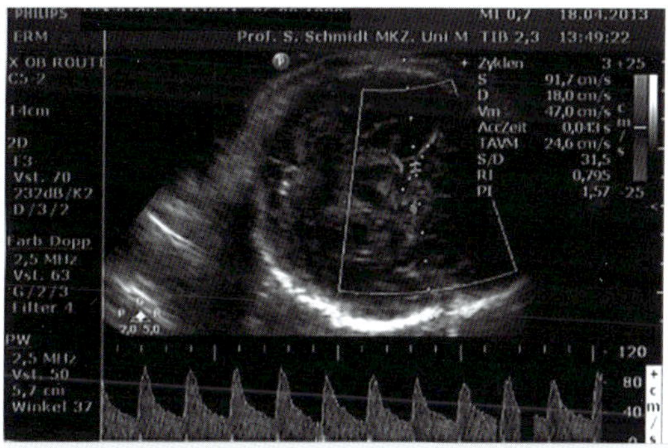

Abb. 18.3 Doppler-Sonografie der A. cerebri media.

18

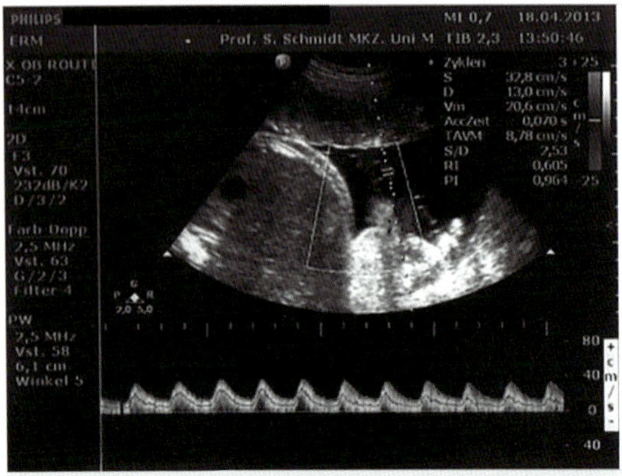

Abb. 18.4 Doppler-Sonografie der A. umbilicalis.

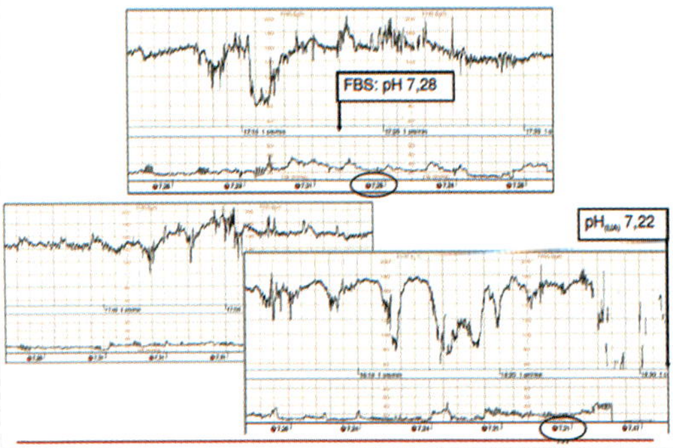

Abb. 18.5 Computerisierte CTG-Kalkulation des pH-Wertes aus dem Q-CTG nach Römer.

18

19 Literatur

[1] **ACOG** Practice Bulletin No. 116: Management of Intrapartum Fetal Heart Rate Tracings. Obstet Gynecol 2010; 116: 1232–40

[2] **Agrawal** SK, Doucette F, Gratton R et al. Intrapartum computerized fetal heart rate parameters and metabolic acidosis at birth. Obstet Gynecol 2003; 102: 731–8

[3] **Aldrich** CJ, D Antona D, Wyatt JS et al.Fetal cerebrapeoxygenation measureal by NIR Spectroscopy. Obstet Gynecol 1994; 84: 861–6

[4] **Alfrevic** A, MD, and James P. Neilson, MD Liverpool, Doppler ultrasonography in high – risk pregnancies: Systematic review with metal- analysis. Am J Obstet Gynecol 1995; 172 1379 13–87

[5] **Alfirevic** Z, Devane D, Gyte GMI. Continuous cardiotocography (CTG) as a form of electronic foetal monitoring (EFM) for foetal assessment during labour. Cochrane Database Sys Reviews 2006; 3: CD006 066, DOI;10.1002/14 651 858CD006 066

[6] **American** Academy of Pediatrics. Use and abuse of the APGAR score. Pedriatr 1986; 7: 1148–9

[7] **Ashkenazi** S, Metzker A, Merlob P. Scalp changes after fetal monitoring. Arch Dis Child 1985; 60: 267–9

[8] **Assali** NS, Morris JA, Beck R. Cardiovascular hemodynamics in the fetal lamb, Amer J Physiol 1965; 208: 122

[9] **AWMF.** Anwendung des CTG während Schwangerschaft und Geburt. AWMF 015/036 (S 1) DGGG (2008) 2012

[10] **AWMF.** Anwendung von Prostaglandinen in Geburtshilfe und Gynäkologie. AWMF 015/031 (s1) DGGG (2008) 2013

[11] **AWMF.** Leitlinie zur Frühgeburt Tokolyse. AWMF 015/025

[12] **Bartels** HN. Prenatal respiration, Front Biol 1970; 17: 148

[13] **Beckley** S, Stenhouse E, Greene K. The development and evaluation of a computer assisted teaching programme for intrapartum fetal monitoring. Brit J Obstet Gynecol 2000; 107: 1138–44

[14] **Berger** R, Bender S, Sefkow et al. Peri/intraventricular haemorrhage: a cranial ultrasound study on 5 286 neonates. Eur J Obstet Gynecol Reprod Biol 1997; 75: 191–203

[15] **Bernardes** J, Costa Pereira A. Ayres de Campos D, Evaluation of interobserve agreement of cardiotocograms. Int J Gynecol Obstet 1997; 57: 33–7

[16] **Blondel** B, Ringa V, Breart G. The use of ultrasound examinations, intrapartum fetal heart rate monitoring and beta-mimetic drugs in France. Brit J Obstet Gynaecol 1989; 96: 44–51

[17] **Bloom** SL, Spong CY, Thom E et al. Fetal pulse oximetry and caesarean delivery. New Engl J Med 2006; 355: 195–202

[18] **Brown** VA, Sawers RS, Parsons RJ. The value of antenatal cardiotocography in the management of high risk pregnancy: a randomized controlled trial. Br J Obstet Gynaecol 1982; 89: 716–22

[19] **Baumgarten** K, Die Beeinflussung der uterinen Motilität, Hollinek, Wien, 1967

[20] **Carbonne** B, Langer, Goffinet, et al. and the French Study Group on Fetal Pulse Oximetry. Multicenter study on the clinical value of fetal pulse oximetry. Am J Obstet Gynecol 1997; 177: 593–8

[21] **Chow** O, Larbig A, Kabartas B et al. Am J Obstet Gynecol 2011; 204: 491–49. Pitfalls of external FHR-Monitoring in the second stage of labor. J Mat Fet Neonat Med 2010; 23 Suppl: S 236

[22] **Cibilis** LA. On intrapartum fetal monitoring. Am J Obstet Gynecol 1996; 174: 1382–9

[23] **Confidential** Enquiry into Stillbirth and Death in Infancy (CESDI) 2000 7 th Annual Report 1998–99. London: Maternal and Child Health Resarch Consortium Chiltern Court Baker Street

[24] **Daumer** M, Scholz M, Boulesteix AL et al. The normal fetal heart rate study: analysis plan. Nature Proceedings 2007; 10.1038/npre.980.1

[25] **Dawes** GS, Moulden M, Redman CWG. Short term fetal heart rate variation, decelerations, and umbilical flow velocity waveforms before labour. Obstet Gynecol 1992; 80: 673–8

19

[26] **Devane** D, Laior JG, Daly S et al. Cardiotocography versus intermittent auscultation of fetal heart on admission to labour ward for assessment of fetalwellbeing..Cochrane Database Syst Rev 2012 15; 2: CD005 122

[27] **Devoe** LD, Ross M, Wilde C et al. United States multicenter clinical usage study of the STAN 21 electronic fetal monitoring system. Am J Obstet Gynecol 2006; 195: 729–34

[28] **DKG** Leitfaden: Aufbewahrungsverpflichtungen und –fristen von Dokumenten im Krankenhaus. DKG Mitteilung 2006; 394

[29] **Drogtrop** AP, Ubels R, Nijhuis JG. The association between fetal body movements, eye movements, and heart rate patterns in pregnancies between 25 and 30 weeks of gestation. Early Hum Dev 1990; 23: 67–73

[30] **Dudenhausen** JW. Praxis der Perinatalmedizin. Suttgart; Thieme: 1984

[31] **Dudenhausen** JW, Luhr C, DimerJS. Umbilical artery blood gases in healthy term newborn infants. Int J Gynecol Obstet 1997; 57: 251–8

[32] **Dudenhausen** JW, Pschyrembel W. Praktische Geburtshilfe mit geburtshilflichen Operationen. München: Walter de Gruyter Verlag; 2011

[33] **East** CE, Colditz PB. Fetal pulse oximetry for fetal assessment in labour. Cochrane database of systematic reviews 2004; 4: 1–28

[34] **Ellison** P.H, MD, Foster M, Sheidan-Pereira M et al. Electronic fetal heart monitoring, auscultation, and neonatal outcome. Am J Obstet Gynecol 1991; 164:1281–9

[35] **Elliott** C, Warrick PA, Graham E, Hamilton EF. Graded classification of fetal heart rate tracings: association with neonatal metabolic acidosis and neurologic morbidity. Am J Obstet Gynecol 2010; 202: 258

[36] **Farrell** A, Chien PFW, Gordon A. Intrapartum umbilical artery Doppler velocimetry as a predictor of adverse perinatal outcome: a systematic review. Brit J Obstet Gynecol 1999; 106: 783–92

[37] **Fedorkow** DM, Stewart TJ, Parboosingh J. Fetal heart rate changes associated with general anestesia. Am J Perinat 1989; 6: 287–8

[38] **Feinkind** L, Abulafia O, Delke J, Minkhoff A. Screening with Doppler velocimetrie in labor. Am J Obstet Gynecol 1989; 161: 765–70

[39] **Ferrazzi** E, Rigano S, Bozzo M et al. Umbilical vein blood flow in growth-restricted fetuses. Ultrasound Obstet Gynecol 2000; 16; 432–8

[40] **FIGO** 1987. Am J Obstet Gynecol 1987; 25: 159–67

[41] **Fischer** WM. Kardiotokografie. Stuttgart: Thieme; 1981

[42] **Flynn** AM, Kelly J, Mansfield H. A randomized controlled trial of non-stress antepartum cardiotocography. Br J Obstet Gynaecol 1982; 89: 427–33

[43] **Folkow** F, Neil M, Rudolph AM et al. The circulation of the fetus in utero, circulation res. 1967, 21, 163

[44] **Fuchs** F. Treatment of threatened premature labour with alcohol. J Obstet Gynaec Brit Cwlth 1965; 72: 1011

[45] **Gaffney** G, Flavell V, Johnson A et al. Cerebral palsy and neonatal encephalopathy. Arch Dis Child Fetal Neonat Ed 1994; 70: 195–200

[46] **Gaffney** G, Sellers S, Flavell V et al. A case-control study of intrapartum care, cerebral palsy, and perinatal death. Br Med J 1994; 308: 743–50

[47] **Garcia** J, Corry M, MacDonald D et al. Mothers' views of continuous electronic fetal heart monitoring and intermittent auscultation in a randomized controlled trial. Birth 1985; 12: 79–86

[48] **Garite** TJ, Dildy GA, McNamara H. A multicenter controlled trial of fetal pulse oximetry in the intrapartum management of nonreassuring fetal heart rate patterns. Am J Obstet Gynecol 2000; 183: 1049–58

[49] **Garnier** Y, Coumans A, Berger R. Endotoxemia severely affects circulation during normoxia and asphyxia in immature fetal sheep. J Soc Gynecol Invest 2001; 8: 134–42

[50] **Gnirs** J, Schelling M, Kolben M, Schneider KTM. Referenzkurven für das fetale Bewegungsprofil. Geburtsh Frauenheilkd 1998; 58: 355–62

[51] **Goeschen** K, Koepcke E. Kardiotokografie – Praxis. Stuttgart: Thieme; 2003

[52] **Goodlin** RC, Rudolph AM. Factors with initiation of breathing in: Hodari eds, Physiological Biochemistry of the Fetus. Springfield 1972

[53] **Graatsma** EM, Jacod BC, van Egmond LAJ et al. Fetal electrocardiotocography: feasibility of long-term fetal heart rate recordings. BJOG 2009; 116: 334–7

[54] **Grant** A. The relationship between obstetrically preventable intrapartum asphyxia, abnormal neurological signs and subsequent motor impairment in babies born at or after term. In: Kubli F, Patel N, Schmidt W, Linderkamp O (Hrsg.). Perinatal events and brain damage in surviving. Berlin, Heidelberg, New York: Springer Verlag; 1988: 149–59

[55] **Grant** A, O'Brien N, Joy MT. Cerebral palsy among children born during the Dublin randomised trial of intrapartum monitoring. Lancet 1989; 8 674: 1233–6

[56] **Grivel** RM, Alfirevic Z, Gyte GM, Devane D. Antenatal cardiotocography for foetal assessment. Cochrane Database Syst Rev 2010; 1: CD007 863

[57] **Haverkamp** AD, Orleans M, Langendoerfer S et al. A controlled trial of the differential effects of intrapartum fetal monitoring. Am J Obstet Gynecol 1979; 134: 399–412

[58] **Haverkamp** AD, Thompson HE, McFee JG, Cetrulo C. The evaluation of continuous fetal heart rate monitoring in high-risk pregnancy. Am J Obstet Gynecol 1976; 125: 310–7

[59] **Herbst** A, Ingemarsson I. Intermittent versus continuous electronic fetal monitoring in labour:a randomized study. Br J Obstet Gynaecol 1994; 101: 663–8

[60] **Hod** M, Kerner R. Telemedicine for antenatal surveillance of high-risk pregnancies with ambulatory and home fetal heart monitoring – an overview. J Pernat Med 2003; 31: 195–200

[61] **Impey** L, Reynolds M, MacQuillan K, Admission cardiotocography: a randomised controlled trial. Lancet 2003; 361: 465–70

[62] **Irion** O, Stuckelberger P, Moutquin J. Is intrapartum vibratory acoustic stimulation a valid alternative to fetal scalp pH determination? Brit J Obstet Gynaecol 1996; 103: 642–7

[63] **Ingemarsson** J. Arulkumaran S. Ratnam SS. Admission test, a sreening test for fetal distress in labor. Obstet Gynecol 1986; 69: 800–6

[64] **Iwamoto** HS, Rudolf AM. Effects of angiotensin II on fetal circulation, J Develop Physiology 1979; 1: 283

[65] **James** DK, Steer PJ, Weiner CP, Gonik B: High Risk Pregnancy – Management Options. Philadelphia: Elsevier Saunders; 2010

[66] **Jensen** A, Roman C, Rudolph AM Effects of reducing uterine blood flow distribution and oxygen delivery. J Developmental Physiology 1991; 15: 309–23

[67] **Kaplan** S, Assali NS. Disorders of circulation in: Assali eds, Pathophysiology of Gestation. Academic Press, New York 1972

[68] **Keith** RDF, Beckley S, Garibaldi JM. A multicentre comparitive study of 17 experts and an intelligent computer system for managing labour using the cardiotocogram. Br J Obstet Gynaecol 1995; 102: 688–700

[69] **Kelso** AM, Parsons RJ, Lawrence GF. An assessment of continuous fetal heart rate monitoring in labor. Am J Obstet Gynecol 1978; 131: 526–32

[70] **Kidd** L, Patel N, Smith R. Non-stress antenatal cardiotocography – a prospective randomized clinical trial. Br J Obstet Gynaecol 1985; 92: 1156–9

[71] **Killien** MG, Shy K. A randomized trial of electronic fetal monitoring in preterm labor: mother's views. Birth 1989; 16: 7–12

[72] **Krebs** H-B, Dunn LJ, Smith PJ. Intrapartum fetal heart rate monitoring. Am J Obstet Gynecol 1982; 142: 297

[73] **Kühnert** M, Schmidt S. Intrapartum management of nonreassuring fetal heart rate patterns: A randomized controlled trial of fetal pulse oximetry. Am J Obstet Gynecol 2004; 191: 1989–95

[74] **Künzel** W. CTG Buch. München: Urban und Fischer; 2003
[75] **Künzel** W, Moll N. Oxygen supply of the human fetus, Bull Physiopath Resp 1973; 9: 1346
[76] **Langendoerfer** S, Haverkamp AD, Murphy J et al. Pediatric follow up of a randomised controlled trial of intrapartum fetal monitoring techniques. J Ped 1980; 97: 103–07
[77] **Leveno** KJ, Cunningham FG, Nelson S et al. A prospective comparison of selective and universal electronic fetal monitoring in 34 995 pregnancies. N Engl J Med 1986; 315: 615–9
[78] **Liston** R., Sawchuck D, Young D. Fetal health surveillance: antepartum and intrapartum consensus guideline. Can J Obstet Gynecol 2007; 4; S 3-S 56
[79] **Longo** LD, Hill EP, Power GG. Theoretic analysis of factors affecting placental O_2 transfer. Amer J Physiol 1972; 222: 730
[80] **Lotgering** FK, Wallenburg HCS, Schouten HJA. Interobserver and intraobserver variation in the assessment of antepartum cardiotocograms. Am J Obstet Gynecol 1982; 144: 701–5
[81] **Low** JA, Pancham SR, Worthington DN. Intrapartum fetal heart rate profiles with and without fetal asphyxia. Am J Obstet Gynecol 1977; 127: 729–37
[82] **Lumley** J, Lester A, Anderson I et al. A randomized trial of weekly cardiotokography in high-risk obstetric patients. Br J Obstet Gynaecol 1983; 90: 1026–8
[83] **Luthy** DA, Shy KK, van Belle G. A randomized trial of electronic fetal heart monitoring in premature labor. Obstet Gynecol 1987; 69: 687–95
[84] **MacDonald** D, Grant A, Sheridan-Perreira M. The Dublin randomized controlled trial of intrapartum fetal heart rate monitoring. Am J Obstet Gynecol 1985; 152: 524–39
[85] **Macones** GA, Hankins GDV, Spong CY et al. The 2008 National Institut of Child Health and Human Development Workshop Report on Electronic Fetal Monitoring. Update on Definitions, Interpretation and Research Guidelines. Obstet Gynecol 2008; 112:661–6.
[86] **Mardirosoff** C, Dumont L, Boulvain M, Tramer MR. Fetal bradycardia due to intrathecal opioids for labour analgesia: a systematic review. Br J Obstet Gynecol 2002; 109: 274–81
[87] **Meyers** RE. Two patterns of brain damage and their conditions of occurrence. Am J Obstet Gynecol 1972; 112: 246–76
[88] **Miller** DA, Yolanda AB, Richard HP. The modified biophysical profile: Antepartum testing in the 1990. Am J Obstet Gynecol 1996; 174: 812–7
[89] **Moll** W: Placental function and oxygenation in the fetus. In Bruley: Oxygen transport in tissue. Plenum, New York 1973
[90] **Nelson** KB, Dambrosia JM, Ting TY. Uncertain value of electronic fetal monitoring in predicting cerebral palsy. N Engl J Med 1996; 334: 613–8
[91] **NICHD** (National Institute of Child Health and Human Development). Electronic fetal heart rate monitoring: Research guidelines for interpretation. Research Planning Workshop. Am J Obstet Gynecol 1997; 177: 1385–90
[92] **Nijhuis** JG, van de Pas M. Behavioral states and their ontogeny: human studies. Semin Perinatol 1992; 16: 206–10
[93] **Noren** H, Blad S, Carlsson A, et al. STAN in clinical practice – The outcome of 2 years of regular use in the city of Gothenburg. Am J Obstet Gynecol 2006; 195: 7–15
[94] **Noren** H, Wählin I.A, Hagberg H. Fetal electrocardiography in labor and neonatal outcome: Data from the Swedish randomized controlled trial on intrapartum fetal monitoring. Am J Obstet Gynecol 2003; 188: 183–92
[95] **Okonofua** FE, Olatubosun OA: Caesarean versus vaginal delivery in abruption placentae associated with live fetuses. Int J Gynecol Obstet 23 (1985) 471–474
[96] **Parer** JT, Krueger TR, Harris JL. Fetal oxygen consumption and mechanisms of heart rate response during artificially produced late decelerations of fetal heart rate in sheep. Am J Obstet Gynecol 1980; 136:478–82
[97] **Parer** JT. The effect of acute maternal hypoxia on fetal oxygenation and the umbilical circulation in the sheep. Eur J Obstet Gynecol Repro Biol 1980; 10:125–36

[98] **Parer** JT. The effect of atropine on heart rate ond oxygen consumption of the hypoxic fetus. Am Obstet Gynecol 1984; 148: 11 118–22

[99] **Parer** JT. Obstetric technologies: What determines clinical acceptance or rejection of results of randomized controlled trials? Am J Obstet Gynecol 2003; 188: 1622–8

[100] **Parer** JT, Kind T. Fetal monitoring: Is it salvageable? Am J Obst and Gyn 200; 182: 982–7

[101] **Parer** JT, King TL: Fetal heart rate monitoring: the next step? Am J Obstet Gynecol 2010; 202, 520–1

[102] **Paul** RH, Suidan AK, Yeh S, et al. Clinical fetal monitoring. VII. The evaluation and significance of intrapartum baseline FHR variability. Am J Obstet Gynecol 1975; 132: 206–10

[103] **Phelan** JP, Ahn MO. Perinatal observation in forty-eight neurologically impaired term infants. Am Obstet Gynecol 1994;171: 424–31

[104] **Powell** OH, Melville A, Jarlath MacKenna RN. Fetal heart rate acceleration in labor: Excellent prognostic indicator. Am J Obstet Gynecol 1979; 134: 36

[105] **Pattison** N, McCowan L. Cardiotocography for antepartum fetal assessment. Cochrane Database Syst Rev 2010; 1: CD001 068. DOI: 10.1002/14 651 858.CD001 068.pub2

[106] **Petrie** RH, Yeh SY, Murata Y, et al. The effects of drugs on fetal heart rate variability. Am J Obstet Gynecol 1987; 130: 294–9

[107] **Quilligan** EJ, Paul RH: Fetal monitoring is it worth it? Obstet Gynecol 1975; 45: 96–100

[108] **Rath** W, Gembruch U, Schmidt S. Geburtshilfe und Perinatalmedizin. Stuttgart: Thieme; 2010

[109] **Renou** P, Chang A, Anderson I. Controlled trial of fetal intensive care. Am J Obstet Gynecol 1976; 126: 470–6

[110] **Roemer** VM. Quantitative CTG-Bewertung sub partu mit einem neuen CTG-Score: Wie gut sind die Korrelationen mit den Parametern des fetalen Säure-Basen-Haushaltes im Nabelschnurblut? Z Geburtshilfe Neonatol 2003; 121–6

[111] **Rooth** G, Huch A, Huch R. FIGO News: Guidelines for the use of fetal monitoring. Int J Gynaecol Obstet 1987; 25: 159–67

[112] **Rosen** KG. Fetal electrocardiogram waveform analysis in labour. Curr Opin Obstet Gynecol 2005; 17: 147–50

[113] **Rudolph** AM, Heymann MA. Control of the foetal circulation. In: Comline RS, Dawes GS, Nathanielsz PW, Hrsg. Foetal and Neonatal Physiology: Proceedings, Sir Joesph Barcroft Centenary Symposium. London: Cambridge University Press; 1973

[114] **Samueloff** A, Langer O, Berkus M, Field N, Xenakis E, Ridgway L. Is fetal heart rate variability a good predictor of fetal outcome? Acta Obstet Gynecol Scand 1994; 73: 39– 44

[115] **Saling** E. Das Kind im Bereich der Geburtshilfe. Stuttgart: Thieme; 1966

[116] **Seelbach-Göbel** B, Heupel M, Kühnert M, Butterwegge M. The prediction of fetal acidosis by means of intrapartum fetal pulse oximetry. Am J Obstet Gynecol 1999; 180: 73–81

[117] **Shy** KK, Luthy DA, Bennett FC Effects of electronic fetal heart rate monitoring, as compared with periodic auscultation, on neurologic development of premature infants. N Engl J Med 1990; 322: 588–93

[118] **Spencer** JA, Badawi N, Burton P: The intrapartum CTG prior to neonatal encephalopathy at term: a case-control study. Brit J Obstet Gynaecol 1997; 104: 25–8

[119] **Schiermeier** S, Westhof G, Daumer M et al. Die Kurzzeitvariation der fetalen Herzfrequenz und der FIGO-CTG-Score. Erste Erfahrungen in der Kombination dieser Überwachungsparameter. Geburtsh Frauenheilkunde 2006; 66: 752–5

[120] **Schneider** KTM. Die Überwachung der Geburt aus forensischer Sicht. Gynäkologe 1994; 27: 212–2

[121] **Schneider** KTM, Bung P, Weber S. An orthostatic uterovascular syndrome – a prospective longitudinal study. Am J Obstet Gynecol 1993; 169: 183–9

[122] **Schneider** H. Bedeutung der intrapartualen Asphyxie für die Entstehung von kindlichen Hirnschäden. Geburtsh Frauenheilkunde 1993; 53: 369–78

[123] **Schmidt** S. Laserspectroscopy in the fetus during labour. Eur J Obstet Gynecol 2003; 110: S 127–31

[124] **Schmidt** S, Langner K, Rothe J, Saling E. A new combined non-invasive electrode for tcPco2-measurement and fetal heart rate recording. J Perinat Med 1982; 10: 297

[125] **Schmidt** S, Misselwitz B, Heller G. Qualitätssicherung und Senkung der antepartualen Mortalität – Sind so viele Ultraschalluntersuchungen und CTG-Registrierungen notwendig? Gynäkologe 2001; 34: 102–9

[126] **Schmidt** S, Misselwitz B, Künzel W. Optimiert die Fetalblutanalyse die Qualität der geburtshilflichen Versorgung? Geburtsh Frauenheil 2005; 65: 368–73

[127] **Schmidt** S, Saling E. The continuous measurement of transcutaneous carbon dioxide (tcPCO2), an atraumatic tool to verify fetal acidosis. Brit J Obstet Gynecol 1987; 94: 963

[128] **Street** P, Dawes GS, Moulden M, Redman CWG. Short term variation in abnormal antenatal fetal heart rate records. Am J Obstet Gynecol 1991; 165: 515–23

[129] **Tan** KH, Smyth R Fetal vibroacoustic stimulation for facilitation of tests of fetal wellbeing (Cochrane Review). The Cochrane Library 2004; 2

[130] **Thacker** SB, Berkelman RL. Assessing the diagnostic accuracy and efficacy of selected antepartum fetal surveillance techniques. Obstet Gynecol Surv 1986; 41: 121–41

[131] **Thacker** SB, Stroup D, Chang M Continuous electronic heart rate monitoring for fetal assessment during labor (Cochrane Review). Cochrane Database Syst Rev 2001; 2: CD000 063. Update: Cochrane Database Syst Rev 2006; 3: CD000 063

[132] **Trimbos** JB, Keirse MJNC. Observer variability in assessment of antepartum cardiotocograms. Br J Obstet Gynaecol 1978; 85: 900–6

[133] **Van** Geijn HB, Copray FJA, Doncers DK, Bos MH: Diagnosis and management of intrapartum fetal distress. Europ J Obstet Gynecol Reprod Biol 1991; 42: 63–72

[134] **Van** Geijn HP, Jongsma HW, Doesburg WH, et al. The effect of diazepam administration during pregnancy or labor on the heart rate variability of the newborn infant. Eur J Obstet Gynecol Reprod Biol 1980; 10: 187–201

[135] **Vintzileos** AM, Antsaklis A, Varvarigos I. A randomized trial of intrapartum electronic fetal heart rate monitoring versus intermittent auscultation. Obstet Gynecol 1993; 81: 899–907

[136] **Vintzileos** AM, Nochimson DJ, Antsaklis A. Comparison of intrapartum electronic fetal heart rate monitoring versus intermittent auscultation in detecting fetal acidemia at birth. Am J Obstet Gynecol 1995; 173: 1021–4

[137] **Vintzileos** AM, Nochimson DJ, Guzman ER. Intrapartum electronic fetal heart rate monitoring versus intermittent auscultation: a meta-analysis. Obstet Gynecol 1995; 85: 149–155

[138] **Visser** GH, Dawes GS, Redman CW. Numerical analysis of the normal human antenatal fetal heart rate. Br J Obstet Gynaecol 1981; 88: 792–802

[139] **Westergren** M, Kruger K, Ek S et al. Lactate compared with pH analysis at fetal scalp blood sampling: a prospective randomised study. Brit J Obstet Gynaecol 1998; 105: 29–33

[140] **Wulf** H. Störungen der intrauterinen Atmung. Arch Gynäk 1963; 198: 40

[141] **Young** DC, Gray JH, Luther ER, Peddle LJ. Fetal Scalp blood sampling: its value in an active obstetric unit. Am J Obstet Gynecol 1980; 136: 276–81

[142] **Zalar** RW Jr, Quilligan EJ. The influence of scalp sampling on the cesarean section rate for fetal distress. Am J Obstet Gynecol 1979; 135: 239–46

[143] **Aumüller** et al. Duale Reihe Anatomie, Stuttgart: Thieme 2010

Sachverzeichnis